Julio Cesar Romero Ramos
Wendy Johana Hernández Bedoya
Cristian Andrés Ramírez Hernández

Esforço dos prestadores de cuidados informais em doentes crónicos

Julio Cesar Romero Ramos
Wendy Johana Hernández Bedoya
Cristian Andrés Ramírez Hernández

Esforço dos prestadores de cuidados informais em doentes crónicos

num prestador de cuidados de saúde primários, Montería - Córdoba, 2023

Imprint

Any brand names and product names mentioned in this book are subject to trademark, brand or patent protection and are trademarks or registered trademarks of their respective holders. The use of brand names, product names, common names, trade names, product descriptions etc. even without a particular marking in this work is in no way to be construed to mean that such names may be regarded as unrestricted in respect of trademark and brand protection legislation and could thus be used by anyone.

Cover image: www.ingimage.com

This book is a translation from the original published under ISBN 978-613-9-43403-9.

Publisher:
Sciencia Scripts
is a trademark of
Dodo Books Indian Ocean Ltd. and OmniScriptum S.R.L publishing group

120 High Road, East Finchley, London, N2 9ED, United Kingdom
Str. Armeneasca 28/1, office 1, Chisinau MD-2012, Republic of Moldova, Europe
Printed at: see last page
ISBN: 978-620-8-05069-6

Sobrecarga do cuidador informal em pacientes com doenças crónicas, num prestador de cuidados de saúde primários, Montería - Córdoba, 2023.

Sobrecarga do cuidador informal em pacientes com doenças crónicas, num prestador de cuidados de saúde primários, Monteria - Córdoba, 2023.

[1]Julio Cesar Romero Ramos * * Julio Cesar Romero Ramos

Mestrado em Enfermagem - Universidade de Cartagena

Docente Universidad del Sinú Elías Bechara Zainum

julioromero@unisinu.edu.co

[2]Wendy Johana Hernández Bedoya **

Enfermeiro Universidad del Sinú Elías Bechara Zainum

wendyjhernandez1@unisinu.edu.co

Montería. Córdoba. Colômbia

[3]Cristian Andrés Ramírez Hernández ***

Enfermeiro Universidad del Sinú Elías Bechara Zainum

cristianramirez@unisinu.edu.co

Montería. Córdoba. Colômbia

ÍNDICE DE CONTEÚDOS

<u>RESUMO</u>

Introdução: Nos últimos anos, com o progresso da sociedade em todos os domínios, tem-se verificado um aumento da esperança de vida, que tem sido acompanhado por uma alteração das principais causas de morte e um aumento da prevalência de determinadas patologias (doenças crónicas e deficiências físicas e/ou mentais), que condicionam um certo grau de dependência, sendo os idosos o grupo populacional mais afetado.

Objectivos: Identificar a sobrecarga do cuidador informal em pacientes com doenças crónicas num prestador de cuidados de saúde primários, Montería - Córdoba, 2023 - 2.

Metodologia: Estudo quantitativo. Contou com uma amostra de 120 participantes, o que corresponde à amostra significativa da população total. Após consentimento informado, foram identificadas as caraterísticas sociodemográficas e a sobrecarga dos cuidadores informais de doentes com doenças crónicas. "O estudo foi efectuado com recurso ao Zarit Caregiver Burde Interview (Entrevista de Burde ao Cuidador). A análise estatística descritiva permitiu a representação dos dados em frequências e percentagens.

Resultados: Participaram 120 prestadores de cuidados informais: 77% do sexo feminino e 23% do sexo masculino. 69% eram da zona urbana e 31% da zona rural. Escolaridade: ensino médio 48,2% ou técnico/superior (32,5%). Estado civil: solteiros 36,6%, casados 31,8%, conviventes 26,6%. Donas de casa 42,5%, autônomas 27,5%, empregadas 22,5%. Estrato I (80%), estrato II 20%. Cuidados com os filhos (58,3%) Cônjuge 15%. Horas de cuidados 6-12 horas 52,5%. 12 - 18 horas 25,8%. Ao nível global da sobrecarga do cuidador informal, não existe sobrecarga com 66%, seguida de sobrecarga ligeira com 19% e 15% de sobrecarga pesada.

Conclusão: Os resultados permitiram-nos cumprir os objectivos do estudo e identificar uma correlação positiva entre as competências de prestação de cuidados e a sobrecarga do prestador de cuidados informal, o que pode ser interpretado como "quanto maiores as competências de prestação de cuidados, menor o nível de sobrecarga". Estes resultados demonstram que os cuidadores informais e os prestadores de cuidados de saúde primários possuem diversas competências e aptidões para exercerem de forma optimizada os seus papéis de cuidadores e de prestadores de cuidados de saúde e, por conseguinte, têm a capacidade de lidar com situações de sobrecarga.

A dependência funcional do doente crónico em relação ao seu cuidador foi estabelecida pelo número de horas despendidas pelo cuidador informal nos seus cuidados, com um rácio de dependência funcional de 79%.

Palavras-chave: Fardo, Sobrecarga, Cuidador informal, Doenças crónicas, Dependência funcional (Fonte: DsSc)

INTRODUÇÃO

A Organização Mundial de Saúde, OMS 2021 (1), divulgou estatísticas em outubro de 2021, segundo as quais, entre 2020 e 2030, o número de habitantes do planeta com mais de 60 anos aumentará 34%. Na mesma linha, salienta que as pessoas vivem atualmente mais tempo do que antes, o que contribuiu para um aumento da conservação e da longevidade; em 2030, uma em cada seis pessoas no mundo terá 60 anos ou mais. É importante notar que, ao mesmo tempo que as pessoas aumentam o seu tempo de vida, podem também desenvolver várias patologias.

Pardo Y, Chaparro L, Carreño S 2022 (2), afirmam que neste curso de vida aparecem as doenças crónicas não transmissíveis que podem gerar um certo grau de incapacidade e dependência, o que fará com que a maioria dos longevos necessite de um acompanhamento constante, alguém que os assista tanto no cuidado da sua doença como para os ajudar a realizar as actividades básicas da vida diária que não podem realizar sozinhos.

Cuidar de um ente querido dependente é uma condição stressante, cujas consequências psicológicas, físicas e mentais são diversas e têm sido investigadas. Numerosos estudos têm demonstrado o impacto negativo da experiência de cuidar na saúde mental dos cuidadores, destacando o desenvolvimento de sintomas de ansiedade e depressão, irritabilidade e problemas físicos relacionados com o stress, entre outros problemas. Estes efeitos foram encontrados nos prestadores de cuidados quando os seus entes queridos sofrem de uma doença congénita, como discutido por Guato P, Mendoza S 2022 (3).

Ser cuidador de um adulto frágil ou dependente é um grande desafio, tal como expresso por Fernández B, Herrera S 2020(4), ao afirmar que este papel prejudica comummente a saúde física e o bem-estar dos cuidadores.

Vários autores concordam que, dado o ambiente de doença e dependência de uma pessoa, quem é responsável por exercer o papel de cuidador está sujeito a um nível de carga, que terá um impacto negativo na sua saúde, este desempenho pode desencadear perturbações psicológicas como a ansiedade e a depressão. Cardenas D 2022 (5).

Nesta investigação é importante referir que o instrumento de avaliação dos cuidadores mais utilizado em língua espanhola é o Zarit Perceived Burden of Care Interview. Este questionário de 22 itens, que foi desenvolvido principalmente para avaliar os cuidadores de pessoas com demência, determina a sobrecarga sentida pelo cuidador através de uma pontuação global, apresentando assim uma conceção unidimensional, apesar de conter itens que se referem a diferentes aspectos da sobrecarga. É de salientar que a sobrecarga do cuidador não se limita apenas aos cuidadores informais, o que permitiu que o instrumento medisse a sobrecarga do cuidador formal no pessoal de enfermagem de cuidados diretos.

A elaboração e a execução desta investigação são relevantes, uma vez que os resultados ajudarão a visualizar a situação em que se encontram os prestadores de cuidados informais, os efeitos e o nível de sobrecarga que experimentam. A necessidade de acompanhamento dos cuidadores, quer pelo Estado, quer pelas instituições de saúde e, mais importante ainda, pelos diferentes profissionais das equipas interdisciplinares de saúde, tornar-se-á evidente. Abdellatif O 2022 (6).

2. <u>DECLARAÇÃO DO PROBLEMA</u>

O prestador de cuidados informal é uma pessoa que não pertence ao sector da saúde e é responsável pelos cuidados prestados a pessoas doentes, deficientes ou idosas, que não podem cuidar de si próprias para realizar actividades da vida diária (limpeza, alimentação, mobilidade, vestir-se, etc.), administrar tratamentos ou dirigir-se aos serviços de saúde. Os cuidadores informais são os principais cuidadores dos doentes crónicos e prestam apoio não remunerado no seu ambiente. Martinez S 2020 (7).

Quando falamos de doentes crónicos, referimo-nos àquelas pessoas que têm doenças de longa duração, mas com uma progressão geralmente lenta, pelo que podemos constatar que se trata hoje de um problema de saúde pública e também de uma das principais causas de morte das pessoas com esta condição, o que exigiria uma maior atenção dos cuidadores para com estes doentes, tornando-os mais vulneráveis à doença e afectando a sua qualidade de vida. Além disso, os cuidadores são geralmente membros da família nuclear; estão atentos à sua integridade, para prestar os cuidados básicos de que as pessoas com diminuição ou perda de funcionalidade necessitam. Quando uma pessoa requer os cuidados de outra pessoa, são gerados novos contextos ou situações que induzem mudanças importantes na dinâmica e estrutura familiar, bem como nos papéis e mesmo nos padrões de comportamento dos seus membros, de acordo com Murillo D, Fernández E, Velasco E 2019 (8). As mudanças acima mencionadas, de acordo com Celeiro T 2019 (9), podem levar a crises que colocam em risco a estabilidade familiar, o que afectaria toda a unidade familiar, mas principalmente o cuidador principal, que é o membro da família que suporta a maior parte do excesso físico e emocional dos cuidados prestados à pessoa afetada.

Na mesma linha, eles refletem e estabelecem que o esgotamento do cuidador envolve várias esferas: saúde física, saúde mental, ausência de tempo ou espaço, tempo muito limitado para realizar suas atividades, afastamento social, prejuízo à situação econômica e, em geral, comprometimento da qualidade de vida, que é chamado de síndrome do cuidador, conforme expresso por Ulloa O 2019 (10).

No que diz respeito a esta síndrome, Menéndez T 2019 (11), afirma que aqueles que conseguem sofrer com ela são frequentemente submetidos a circunstâncias stressantes, o que poderia gerar riscos ao esgotar as capacidades do cuidador e também afetar a sua saúde física e estado de espírito. Para o correto manejo dessas situações, é importante um excelente relacionamento entre a equipe de saúde e a família, educando constantemente os mecanismos e estratégias de proteção para a saúde integral do cuidador.

No entanto, o cuidador também pode enfrentar ou assumir posições de resiliência, onde procura adaptar-se a diferentes situações, tais como relações de amor e apoio dentro e fora da família, espaços recreativos, descanso físico, etc. Uma relação que irradia amor e confiança fornece modelos, encorajamento e confiança, que ajudam a demonstrar a resiliência humana. Aguinaga S 2022 (12).

É importante recordar que, em muitas ocasiões, a saúde do cuidador fica em segundo plano, centrando-se especificamente na pessoa ao seu cuidado, ou seja, todas as acções são centradas no cuidador. Portanto, é evidente que a situação de dependência e vulnerabilidade do paciente provoca pouco interesse, direta ou indiretamente, na saúde do cuidador, e esta deve ser abordada como uma prioridade, devido à importância que implica para o cuidador e para a pessoa ao seu cuidado. González C 2022 (13).

Por conseguinte, é necessário ter sempre presente que os cuidados prestados pela equipa de saúde devem intervir de forma holística e integral no doente, mas antes transcender o doente e contribuir assim para reduzir a sobrecarga que esta pessoa pode estar a viver.

De acordo com as estatísticas da OMS, mais de 40 milhões de pessoas morrem anualmente de doenças crónicas não transmissíveis e as principais causas de morte são as doenças cardiovasculares (17,7 milhões por ano), seguidas do cancro (8,8 milhões), das doenças respiratórias (3,9 milhões) e da diabetes (1,6 milhões). Estes quatro grupos de doenças são responsáveis por mais de 80 % de todas as mortes prematuras causadas por doenças crónicas não transmissíveis. Serra M 2020 (14).

Estas doenças geram certas complicações, que aumentam ao longo da vida na velhice, gerando certas alterações anatómicas e fisiológicas que diminuem a capacidade da pessoa para realizar as actividades instrumentais da vida diária, o que torna necessário ter alguém para apoiar as actividades diárias da pessoa, e é aqui que a família desempenha um papel importante e significativo, ou uma pessoa que é carinhosa e sacrificial Noa Y 2021 (15).

Geralmente, aqueles que exercem o papel de cuidadores são membros do núcleo familiar; estão atentos à sua integridade, para prestar os cuidados básicos que as pessoas com diminuição ou perda de funcionalidade requerem. Quando uma pessoa requer o cuidado de outra pessoa, são gerados novos contextos ou situações que induzem mudanças importantes na dinâmica e estrutura familiar, bem como nos papéis e até nos padrões de comportamento dos seus membros, de acordo com Arias C 2019 (16). As mudanças acima mencionadas, de acordo com Hernández J 2022 (17), podem levar a crises que colocam em risco a estabilidade familiar, o que afectaria toda a unidade familiar, mas principalmente o cuidador principal, que é o membro da família que suporta a maior parte do excesso físico e emocional dos cuidados prestados à pessoa afetada.

Na mesma linha, reflectem e estabelecem que o esgotamento do cuidador envolve várias esferas: saúde física, saúde mental, ausência de tempo ou espaço, tempo muito limitado para realizar as suas actividades, afastamento social, prejuízo da situação económica e, em geral, uma diminuição da qualidade de vida, o que é referido como síndrome do cuidador Moreno A 2020 (18).

No que diz respeito a esta síndrome, Menéndez T 2019 (19), afirma que aqueles que conseguem sofrer com ela são frequentemente submetidos a circunstâncias stressantes, o que poderia gerar riscos ao esgotar as capacidades do cuidador e também afetar a sua saúde física e estado de espírito. Para a correta gestão destas situações, é importante ter uma excelente relação entre a equipa de saúde e a família, educando constantemente os mecanismos e estratégias de proteção para a saúde integral do cuidador.

No entanto, o cuidador também pode enfrentar ou assumir posições de resiliência, onde procura adaptar-se a diferentes situações, tais como relações de amor e apoio dentro e fora da família, espaços recreativos, descanso físico, etc. Uma relação que irradia amor e confiança fornece modelos, encorajamento e confiança, que ajudam a demonstrar a resiliência humana. Cardenas C 2021 (20)

É importante recordar que, em muitas ocasiões, a saúde do cuidador fica em segundo plano, centrando-se especificamente na pessoa ao seu cuidado, ou seja, todas as acções são centradas no cuidador. Portanto, é evidente que a situação de dependência e vulnerabilidade do paciente provoca pouco interesse, direta ou indiretamente, na saúde do cuidador, e esta deve ser abordada como uma prioridade, devido à importância que implica para o cuidador e para a pessoa ao seu cuidado. Rabelo A 2022 (21).

Por conseguinte, é necessário ter sempre presente que os cuidados prestados pela equipa de saúde devem intervir de forma holística e integral no doente, mas antes transcender o doente e contribuir assim para reduzir a sobrecarga que esta pessoa pode estar a viver.

Nesta ordem de ideias, é conveniente realizar um estudo sobre o significado da sobrecarga do cuidador, que ajude a compreender as dificuldades que estes cuidadores têm de enfrentar, mas também a investigar os métodos de fortalecimento que cada cuidador pode desenvolver. Atualmente, há um aumento académico no número de estudos de investigação sobre a saúde física, mental e social dos prestadores de cuidados, especialmente dos prestadores de cuidados informais, e isto deve ter em consideração a vulnerabilidade deste grupo significativo.

Além disso, servirá como um contributo para aumentar a compreensão, a sensibilidade, o respeito e o empenho que nós, enquanto estudantes e professores, devemos ter em relação aos prestadores de cuidados informais, uma vez que, atualmente, estes são largamente negligenciados.

2.1 Questão de investigação:

Qual é a sobrecarga do cuidador informal em pacientes com doenças crónicas num prestador de cuidados de saúde primários, Montería - Córdoba 2023?

<u>**3. OBJECTIVOS**</u>

3.1 Generalidades:
Identificação da sobrecarga do cuidador informal em pacientes com doenças crónicas num prestador de cuidados de saúde primários, Montería - Córdoba, 2023.

3.2 Específico:

- Identificar as caraterísticas sociodemográficas dos cuidadores informais de doentes crónicos em Montería Córdoba 2023.
- Determinar a sobrecarga do cuidador informal em pacientes com doenças crónicas num centro de saúde de Montería Córdoba 2023.
- Estabelecer uma associação estatística entre o número de horas despendidas pelos prestadores de cuidados informais a cuidar do seu familiar e a sua dependência funcional.
- Estabelecer uma associação estatística entre as caraterísticas sócio-demográficas e o nível de sobrecarga dos cuidadores informais de doentes com doença.

4. JUSTIFICAÇÃO

Segundo o Departamento Administrativo Nacional De Estadística DANE 2022 (22), "a principal causa de morte foi a doença isquémica do coração, que registou 41 783 óbitos; em segundo lugar, as doenças cerebrovasculares, com 14 390 óbitos; e, em terceiro lugar, as doenças respiratórias crónicas, com 12 857 óbitos".

As doenças crónicas representam uma alta prevalência e incidência no nosso país que em complicações avançadas requerem um apoio especial, sendo vital o apoio de um cuidador que é responsável pela condição do paciente. Atualmente, a sobrecarga do cuidador García Y 2022 (23), diz que é um problema bastante comum na nossa sociedade que não tem mostrado interesse, mas é importante tratá-lo devido às consequências para a saúde que o cuidador e o sujeito de cuidados podem ter no seu desenvolvimento. Por este motivo, o seguinte trabalho de investigação será realizado com o objetivo de conhecer o grau de incapacidade dos idosos e o nível de sobrecarga dos principais cuidadores da população em estudo.

Por outro lado, até à data, não existe nenhuma investigação local em Córdoba-Montería sobre o nível de sobrecarga dos cuidadores primários de doentes crónicos dependentes. Uma investigação aprofundada poderia ajudar a prevenir problemas psicológicos e sociais nos cuidadores, bem como ajudar a promover caraterísticas situacionais e pessoais que permitam aos cuidadores ter uma melhor qualidade de vida, evitando assim que o cuidador primário se torne no futuro cuidador de outra pessoa doente.

O desenvolvimento deste projeto justifica-se principalmente pela contribuição de estudos científicos e estatísticos em relação aos problemas reais de saúde identificados na comunidade, o que nos permitirá informar os sujeitos de estudo, a sua condição em relação à patologia real e como tratá-la de forma adequada em fases iniciais, a fim de evitar complicações a médio e longo prazo. Isto também contribuirá para a qualidade de vida do cuidador e, por conseguinte, para a sua tarefa de cuidar do sujeito cuidado.

Em conclusão, o estudo procurará um resultado para os problemas identificados e, por esta razão, os resultados obtidos serão utilizados para adotar medidas preventivas que serão ensinadas pelos profissionais de saúde através da educação e da promoção da saúde, bem como para promover o autocuidado para evitar consequências para a saúde, salientando que, para cuidar, temos primeiro de aprender a cuidar de nós próprios; tudo isto para evitar tanto a síndrome da sobrecarga do cuidador como o agravamento do estado de dependência dos idosos.

Significado Social: Os resultados desta investigação contribuirão para melhorar a forma como os cuidadores assumem o seu auto-cuidado, de modo a prestar cuidados de qualidade. Por outro lado, permitirá fazer algumas recomendações em relação aos cuidadores, de forma a fortalecer a sua gestão no sistema de saúde. Os resultados informarão a sociedade sobre as repercussões no quotidiano dos cuidadores de idosos independentes, gerando assim um olhar crítico e reflexivo sobre este fenómeno atual, Para além disso, permitirá também ao profissional de enfermagem elaborar novas ferramentas e estratégias que ajudarão a elaborar um plano de saúde pública beneficiando o cuidador, os profissionais de saúde, conseguindo diminuir o aumento das consequências que esta problemática acarreta, a partir do programa de enfermagem é possível estabelecer medidas que permitam impactar na segurança do paciente frente às complicações que poderia vir a ter. Cruz L 2022 (24)

Significado Teórico: O contributo teórico da presente investigação procura proporcionar um maior conhecimento relativamente às complicações que acarretam o desempenho do cuidador de um doente com doença crónica, focando não só o doente crónico ou não, mas também o cuidador como unidade fundamental para a recuperação da sua saúde. Para além disso, concluiu-se que existem lacunas a nível teórico, podemos dizer que tem sido pouco estudado a nível departamental, para além de que existe uma escassez de estudo relativamente ao fenómeno em curso a nível nacional.

Por conseguinte, a presente investigação será orientada pela teoria de Henderson V (25) com a teoria dos cuidados, que se baseia na capacidade da pessoa para manter a independência. Esta teoria centra-se em 14 necessidades teóricas importantes que todos os seres humanos têm, cada uma das quais constitui o elemento integrador dos aspectos físicos, sociais, psicológicos e espirituais. Este papel é fundamental para levar a cabo a concretização do nosso objeto de estudo dando-nos a vantagem de conhecer possíveis soluções para os problemas que atualmente ocorrem. Doicela R 2020 (26).

Significado disciplinar: Os resultados obtidos permitirão reconhecer os motivos mais relevantes da predisposição na vida quotidiana das pessoas afectadas, o que nos permitirá desenvolver actividades de enfermagem de promoção e prevenção dirigidas aos factores de risco que comprometem a qualidade de vida desta população.

Além disso, serão obtidos conhecimentos baseados em evidências científicas para melhorar o Processo de Assistência de Enfermagem (PAE) com o objetivo de compreender os factores que causam as complicações associadas a este problema, promovendo assim a prevenção e os cuidados ao paciente no departamento de Córdoba. Elso R (27)

<u>**5. QUADRO CONCEPTUAL**</u>

5.1 Doenças crónicas.

Uma doença crónica é um problema de saúde de longa duração que, normalmente, não tem cura e tende a persistir por períodos prolongados ou mesmo durante toda a vida do doente. Ao contrário das doenças agudas, que têm um início rápido e uma duração limitada, as doenças crónicas caracterizam-se por um desenvolvimento mais lento e uma progressão gradual. Estas doenças podem ter uma variedade de causas, incluindo factores genéticos, ambientais, de estilo de vida e outros factores desconhecidos.

As doenças crónicas englobam um vasto leque de patologias, como a diabetes tipo 2, as doenças cardiovasculares (como a hipertensão arterial e a doença coronária), as doenças pulmonares crónicas (como a asma e a doença pulmonar obstrutiva crónica - DPOC), as doenças auto-imunes (como a artrite reumatoide e o lúpus), as doenças neurológicas crónicas (como a doença de Parkinson e a esclerose múltipla), entre outras.

Uma caraterística comum das doenças crónicas é que, embora não possam ser completamente curadas, podem ser controladas e geridas com tratamentos médicos, terapias e alterações do estilo de vida. A gestão adequada destas doenças implica geralmente a toma regular de medicação, um acompanhamento médico contínuo, a adoção de uma dieta equilibrada, a prática de exercício físico, evitar o tabagismo e o consumo excessivo de álcool e gerir o stress.

As doenças crónicas podem ter um impacto significativo na qualidade de vida de um doente e podem também afetar a sua capacidade de realizar actividades diárias, trabalhar e participar em actividades sociais. Além disso, podem aumentar o risco de complicações graves e de incapacidade a longo prazo. Arias E 2019 (28).

Cuidador familiar

Refere-se a uma pessoa que procura cuidados médicos ou de saúde devido à presença de sintomas, doenças, lesões ou condições de saúde que requerem diagnóstico, tratamento e acompanhamento por profissionais de saúde. Os doentes podem dirigir-se a hospitais, clínicas, consultórios ou centros de saúde para receberem cuidados de médicos, enfermeiros, especialistas e outros profissionais de saúde que se dedicam à prestação de serviços de saúde e bem-estar. A relação entre o doente e o profissional de saúde é fundamental, envolvendo uma comunicação eficaz, empatia, respeito e confiança para garantir cuidados adequados e uma recuperação óptima.

O processo de tratamento do doente começa com uma anamnese, em que são recolhidas informações sobre os sintomas, o historial médico, os medicamentos e os hábitos de vida do doente. A partir desta informação, é efectuado um exame físico e, em muitos casos, são pedidos testes de diagnóstico para identificar a causa subjacente dos sintomas. Uma vez estabelecido o diagnóstico, o profissional de saúde e o doente trabalham em conjunto para desenvolver um plano de tratamento personalizado que pode incluir medicamentos, terapias, intervenções cirúrgicas ou outros procedimentos médicos.

Para além de abordar a doença ou o estado de saúde específico, os cuidados ao doente também se centram na promoção da prevenção e dos autocuidados para melhorar a qualidade de vida e evitar complicações futuras. A educação dos doentes sobre a sua condição é encorajada e é fornecida orientação para que tomem decisões informadas sobre a sua saúde.

Os cuidados prestados aos doentes envolvem não só aspectos médicos, mas também emocionais e psicológicos. Os profissionais de saúde devem ter em conta as necessidades emocionais do doente e prestar apoio durante todo o processo de tratamento, uma vez que o impacto emocional da doença pode ser significativo. Sierra L 2019 (29).

5.3 Cuidador.

Um prestador de cuidados é uma pessoa que assume a responsabilidade de prestar apoio, assistência e cuidados a outra pessoa que necessita de ajuda devido a doença, deficiência, velhice ou outra condição que limite a sua capacidade de realizar as actividades diárias de forma independente. Os prestadores de cuidados podem ser familiares, amigos ou profissionais contratados que dedicam o seu tempo e esforço para garantir o bem-estar e a segurança da pessoa de quem cuidam.

O trabalho de um prestador de cuidados pode ser variado e exigente, envolvendo tarefas como ajudar na higiene pessoal, alimentação, mobilidade, administração de medicamentos, coordenação de consultas médicas e supervisão constante. Para além das tarefas práticas, os prestadores de cuidados também fornecem apoio emocional e social, uma vez que a relação com a pessoa de quem cuidam pode ser próxima e significativa.

Ser prestador de cuidados pode ter um impacto significativo na vida do próprio prestador. Podem sofrer uma tensão física e emocional considerável devido à dedicação e à responsabilidade que advém da prestação constante de cuidados a outra pessoa. O stress, a exaustão e os sentimentos de isolamento são desafios comuns enfrentados pelos prestadores de cuidados, o que realça a importância de estes também receberem apoio e cuidados.

Em muitos casos, o papel de prestador de cuidados envolve também a tomada de decisões difíceis, como a gestão de tratamentos médicos ou o planeamento de cuidados a longo prazo. A necessidade de equilibrar as exigências da prestação de cuidados com outros aspectos da vida, como o trabalho e as responsabilidades familiares, pode ser esmagadora.

É essencial reconhecer o trabalho inestimável que os cuidadores prestam à sociedade e garantir o seu acesso a recursos e serviços que lhes permitam cuidar adequadamente de si próprios e dos seus entes queridos. Guerrero D 2023 (30).

5.4 Cuidador do doente.

Um prestador de cuidados é uma pessoa que presta cuidados e apoio a um doente com uma doença ou deficiência, em casa ou noutro local de prestação de cuidados de saúde. Os prestadores de cuidados podem ser familiares, amigos ou profissionais de saúde: o papel do prestador de cuidados é essencial no processo de cuidados de saúde, uma vez que pode prestar assistência física, emocional e social ao doente. Isto inclui tarefas como a assistência na higiene pessoal, a administração de medicamentos e o controlo da alimentação do doente, entre outras. Os prestadores de cuidados podem também atuar como defensores do doente, comunicando as suas necessidades e preocupações aos prestadores de cuidados de saúde e assegurando que este recebe os cuidados adequados. Muitas vezes, o papel do cuidador do doente pode ser muito stressante e avassalador, sendo necessário um apoio adequado para garantir o seu bem-estar e a sua capacidade de prestar cuidados adequados ao doente. Aguado E 2019 (31).

5.5 Cuidador familiar

Um cuidador familiar é uma pessoa que assume a responsabilidade de prestar cuidados não remunerados a um membro da família que se encontra numa situação de dependência. Desempenham uma série de tarefas, incluindo a ajuda nas actividades da vida diária, o acompanhamento de tratamentos médicos, a assistência à mobilidade, a alimentação e a higiene, e a gestão de formalidades administrativas, entre outras.

Os familiares prestadores de cuidados podem ser filhos, cônjuges, irmãos ou outros parentes próximos do doente e, muitas vezes, desempenham este papel de forma contínua e a longo prazo. Embora seja uma tarefa valiosa e necessária, cuidar de um membro da família doente ou dependente pode criar uma série de desafios físicos, emocionais e financeiros para o cuidador. Esquivel N 2021 (32) .

5.6 Dependência funcional.

O estado funcional é medido através do resultado da realização das actividades básicas da vida diária; quando a pessoa não tem capacidade para as realizar, é reconhecida como dependência funcional, ou seja, é quando existe uma ausência de capacidade ou uma diminuição da capacidade para realizar alguma atividade sem necessitar de ajuda. Baracaldo H 2019 (33).

5.7 Qualidade de vida.

Definido como "a perceção que um indivíduo tem do seu lugar na vida, no contexto da cultura e do sistema de valores em que vive, e em relação aos seus objectivos, expectativas, padrões e preocupações".

Existem várias escalas e instrumentos que são utilizados para medir e avaliar a qualidade de vida, tanto em populações gerais como em grupos específicos, como os doentes com doenças crónicas ou deficiências. Estes instrumentos têm em conta diferentes aspectos da qualidade de vida, como a saúde física e mental, a satisfação com a vida, o bem-estar emocional e social, entre outros. Salinas A 2022 (34)

5.8 Condições de assistência do prestador de cuidados

As condições de cuidados do cuidador referem-se a factores que podem afetar a qualidade de vida, a saúde e o bem-estar emocional dos cuidadores familiares que assumem a responsabilidade de cuidar de um familiar dependente. Estas condições incluem:

Sobrecarga emocional: Cuidar de um membro da família pode ser emocionalmente exigente, o que pode causar stress, ansiedade, depressão e exaustão emocional.

Sobrecarga física: Os prestadores de cuidados podem sentir fadiga, dores musculares, problemas de sono e outros problemas físicos relacionados com a prestação contínua de cuidados.

Falta **de apoio social**: A falta de apoio e compreensão por parte dos amigos, da família e da comunidade pode fazer com que o prestador de cuidados se sinta isolado e desanimado.

Problemas financeiros: Cuidar de um familiar dependente pode gerar custos financeiros significativos, o que pode pôr em risco a estabilidade financeira do prestador de cuidados.

Falta de tempo pessoal: Os prestadores de cuidados têm frequentemente pouco tempo para se dedicarem às suas próprias necessidades e actividades, o que pode afetar a sua qualidade de vida e o seu bem-estar emocional. Para que os prestadores de cuidados familiares possam prestar cuidados eficazes e saudáveis aos seus entes queridos, é importante que recebam o apoio e os recursos necessários para gerir estas condições de prestação de cuidados. Zuluaga M 2021 (35)

5.9 Cuidador único

O termo "cuidador único" refere-se à pessoa que assume a responsabilidade principal de cuidar de um familiar dependente e que não tem o apoio ou a ajuda de outros familiares ou prestadores de cuidados. Este tipo de prestador de cuidados enfrenta um conjunto único de desafios, como o isolamento social, a sobrecarga emocional e física e a falta de tempo para atender às suas próprias necessidades.

Os prestadores de cuidados solteiros podem sofrer um nível mais elevado de stress e de problemas de saúde do que aqueles que têm o apoio de outros prestadores de cuidados ou de familiares. Além disso, a falta de apoio pode também aumentar o risco de o prestador de cuidados sofrer de depressão, ansiedade e outros problemas de saúde mental. É importante reconhecer que a prestação exclusiva de cuidados nem sempre é uma escolha e que alguns prestadores de cuidados podem encontrar-se nesta situação devido à falta de recursos ou de apoio disponíveis na sua comunidade. Como tal, é importante que os prestadores de cuidados de saúde e os profissionais de saúde forneçam apoio e recursos adequados para garantir que os cuidadores únicos possam prestar os melhores cuidados possíveis aos seus entes queridos sem sacrificar a sua própria saúde e bem-estar. Rivera M 2021 (36).

5.1.1 Carregamento

O termo "sobrecarga" é normalmente utilizado para descrever o impacto emocional e físico que a prestação de cuidados a um familiar dependente pode ter na vida do prestador de cuidados. A sobrecarga pode incluir uma variedade de factores, como o stress, a ansiedade, a depressão, a sobrecarga física e a falta de tempo para atender às próprias necessidades do prestador de cuidados.

A sobrecarga de cuidados pode afetar tanto o prestador de cuidados como o doente e pode ter consequências a longo prazo. A sobrecarga pode afetar negativamente a saúde física e emocional do prestador de cuidados, o que pode levar a problemas de saúde a longo prazo, como doenças crónicas, depressão e ansiedade. Além disso, também pode afetar a qualidade dos cuidados prestados ao doente, o que pode ter consequências negativas para a saúde e o bem-estar do doente.

É importante reconhecer o peso que a prestação de cuidados pode ter na vida de um prestador de cuidados e fornecer apoio adequado para ajudar a reduzir o peso e melhorar a qualidade de vida do prestador de cuidados e do doente. Martinez L 2019 (37).

5.1.2 Carga do prestador de cuidados.

A sobrecarga do prestador de cuidados, também conhecida como sobrecarga do prestador de cuidados ou sobrecarga do prestador de cuidados familiar, refere-se ao conjunto de responsabilidades físicas, emocionais e financeiras que recaem sobre o prestador de cuidados de um ente querido com uma doença, deficiência ou problema de saúde crónico. Esta sobrecarga pode afetar significativamente a qualidade de vida do prestador de cuidados e ter impacto na sua saúde física e emocional.

A sobrecarga do prestador de cuidados pode manifestar-se de várias formas. Fisicamente, o prestador de cuidados pode sentir um aumento da fadiga e da exaustão devido às tarefas de prestação de cuidados que tem de efetuar, tais como mobilizar o doente, ajudar na higiene pessoal e administrar medicamentos. Além disso, os prestadores de cuidados têm muitas vezes de conciliar as suas responsabilidades de prestação de cuidados com as suas próprias obrigações profissionais e familiares, o que pode sobrecarregar o seu tempo e energia.

Do ponto de vista emocional, os prestadores de cuidados podem enfrentar níveis elevados de stress, ansiedade e depressão. A preocupação constante com a saúde e o bem-estar do doente, bem como a incerteza quanto ao futuro, podem criar uma tensão emocional significativa. Além disso, alguns prestadores de cuidados podem sentir-se isolados e com falta de apoio social, uma vez que a dedicação às responsabilidades de prestação de cuidados pode limitar a sua participação em actividades sociais e recreativas.

Os encargos financeiros são também uma grande preocupação para muitos prestadores de cuidados. As despesas relacionadas com a prestação de cuidados, tais como medicamentos, tratamentos médicos, equipamento especializado e serviços de assistência ao domicílio, podem ser dispendiosas e aumentar a pressão sobre as finanças do prestador de cuidados.

É essencial reconhecer a importância de apoiar os prestadores de cuidados e de lhes fornecer recursos que os ajudem a enfrentar mais eficazmente o fardo da prestação de cuidados. O acesso a programas de descanso, grupos de apoio, serviços de cuidados domiciliários e aconselhamento pode ser útil para aliviar o fardo e melhorar o bem-estar do prestador de cuidados. Mora B 2020 (38).

5.1.3 Sobrecarga dos prestadores de cuidados.

A sobrecarga do prestador de cuidados, também conhecida como sobrecarga de cuidados ou sobrecarga do prestador de cuidados familiar, refere-se a uma situação em que a pessoa que assume a responsabilidade de prestar cuidados a um ente querido experimenta um nível avassalador de exigências físicas, emocionais e psicológicas relacionadas com a prestação de cuidados. A tensão do cuidador familiar pode surgir quando este se vê confrontado com uma carga excessiva de responsabilidades e não dispõe de apoio ou recursos suficientes para fazer face às exigências da prestação de cuidados.

Do ponto de vista físico, a sobrecarga do prestador de cuidados pode manifestar-se por exaustão física devido a tarefas de cuidados constantes e exigentes. O prestador de cuidados pode ter de ajudar nas actividades diárias do doente, como a higiene, a mobilização ou a alimentação, o que pode exigir um esforço físico considerável. A falta de tempo para descansar e cuidar de si próprio pode levar a uma deterioração da saúde física do prestador de cuidados.

Do ponto de vista emocional, a sobrecarga do prestador de cuidados pode levar a níveis elevados de stress, ansiedade e depressão. A preocupação constante com o bem-estar do doente, especialmente se este tiver uma doença grave, pode ser emocionalmente desgastante. Além disso, os prestadores de cuidados experimentam frequentemente sentimentos de culpa, frustração ou impotência quando confrontados com dificuldades em prestar os cuidados necessários.

A sobrecarga do prestador de cuidados pode também ter um impacto na sua vida social. O tempo e a energia gastos na prestação de cuidados podem limitar a participação em actividades sociais e recreativas, o que pode levar ao isolamento e à falta de apoio social.

É importante notar que a sobrecarga do prestador de cuidados afecta não só o prestador de cuidados, mas também o doente. Quando os prestadores de cuidados estão sobrecarregados, podem não ser capazes de prestar cuidados de qualidade ao doente, o que pode afetar negativamente a saúde e o bem-estar do ente querido que está a ser cuidado.

Para fazer face à sobrecarga dos prestadores de cuidados, é essencial fornecer apoio e recursos adequados. Os programas de descanso, o acesso a serviços de cuidados ao domicílio, os grupos de apoio e o aconselhamento podem ajudar a aliviar a sobrecarga do prestador de cuidados e melhorar o bem-estar geral. Soriano L 2022 (39).

5.1.4 Graus de sobrecarga

As classificações de sobrecarga são uma forma de medir a sobrecarga subjectiva sentida por um prestador de cuidados familiar em relação à prestação de cuidados a um familiar dependente. As classificações de sobrecarga são utilizadas para avaliar a intensidade e o impacto da sobrecarga emocional, social e física que um prestador de cuidados pode sentir.

A escala de avaliação da sobrecarga mais utilizada é a Zarit Caregiver Burden Scale (ZBI), que avalia a sobrecarga subjectiva em vários domínios, como a saúde física e emocional do prestador de cuidados, a relação com o doente e o tempo despendido na prestação de cuidados. A escala Zarit é uma ferramenta útil para identificar os prestadores de cuidados que podem estar em maior risco de sofrer uma sobrecarga de cuidados e que podem necessitar de apoio adicional.

Os graus de sobrecarga podem variar de níveis ligeiros a graves e podem ter um impacto significativo na qualidade de vida do prestador de cuidados e do doente. É importante reconhecer os graus de sobrecarga experimentados pelos prestadores de cuidados e prestar o apoio adequado para ajudar a reduzir a sobrecarga e melhorar a qualidade de vida do prestador de cuidados e do doente. Navarro M 2019 (40)

5.1.5 Número de horas de ajuda necessárias diariamente para os seus cuidados.

 O número de horas de ajuda que um doente necessita diariamente para os seus cuidados é um aspeto crítico que pode variar significativamente consoante o estado de saúde e o nível de dependência do doente. Esta medida é importante para avaliar a intensidade dos cuidados de que uma pessoa necessita e para planear os recursos e o apoio adequados para satisfazer as suas necessidades.

O número de horas de ajuda necessárias pode variar entre algumas horas por dia, para quem precisa de assistência em tarefas específicas, e cuidados a tempo inteiro para doentes com necessidades de cuidados mais complexas. Algumas das actividades de cuidados que podem exigir assistência incluem cuidados pessoais, administração de medicamentos, mobilização, alimentação, transporte e apoio emocional.

O número de horas de cuidados necessárias também pode variar ao longo do tempo devido à evolução do estado de saúde do doente. Algumas doenças podem progredir, exigindo um aumento da quantidade de cuidados e assistência necessários, enquanto noutros casos, com uma melhoria do estado de saúde do doente, as horas de cuidados podem diminuir.

Para além disso, é importante considerar o papel dos prestadores de cuidados e dos familiares na prestação de cuidados. Os cuidados podem ser prestados por familiares, amigos, profissionais de saúde ou prestadores de cuidados contratados. Dependendo da disponibilidade e da capacidade dos prestadores de cuidados, o número de horas de cuidados necessárias pode variar.

A avaliação cuidadosa das necessidades de cuidados de um doente é essencial para garantir que este recebe os cuidados adequados e que os seus prestadores de cuidados são apoiados no cumprimento desta importante tarefa. Uma avaliação adequada permitirá planear e afetar os recursos de forma mais eficaz, prestando cuidados de qualidade e melhorando a qualidade de vida tanto do doente como dos seus cuidadores. Garcia A 2019 (41).

5.1.6 Saúde.

A saúde é um estado completo de bem-estar físico, mental e social, e não apenas a ausência de doença ou enfermidade. É um estado dinâmico e multifacetado que envolve um equilíbrio ótimo entre o corpo, a mente e o ambiente social em que uma pessoa vive.

De um ponto de vista físico, a saúde refere-se ao estado do corpo e à sua capacidade de funcionar corretamente. Inclui aspectos como ter um sistema imunitário forte, uma boa função cardiovascular e respiratória, uma nutrição adequada e a capacidade de realizar as actividades diárias sem dificuldades significativas.

De um ponto de vista mental, a saúde implica bem-estar psicológico, emocional e cognitivo. Isto inclui ter uma atitude positiva e resiliente perante os desafios da vida, manter uma boa saúde mental e emocional e ter a capacidade de lidar eficazmente com o stress e as dificuldades. Além disso, a saúde está também intimamente relacionada com o ambiente social em que uma pessoa vive. Isto inclui ter acesso a serviços de saúde de qualidade, um ambiente seguro e limpo, uma rede de apoio social sólida e oportunidades de participar em actividades sociais e comunitárias.

A promoção da saúde consiste em promover hábitos e estilos de vida saudáveis que contribuam para melhorar e manter o bem-estar em todas as suas dimensões. Isto inclui uma dieta equilibrada e nutritiva, exercício físico regular, evitar o tabagismo e o consumo excessivo de álcool, dormir o suficiente e gerir o stress de uma forma positiva.

A prevenção das doenças e a deteção precoce dos problemas de saúde são também componentes importantes da saúde. Os exames médicos regulares, as vacinas e o acesso a cuidados médicos atempados contribuem para manter a saúde e evitar complicações graves. É importante reconhecer que a saúde é um recurso valioso que permite às pessoas atingirem o seu pleno potencial e participarem plenamente na sociedade. Além disso, a saúde é um direito humano fundamental e uma responsabilidade partilhada por indivíduos, comunidades e governos para garantir condições óptimas de bem-estar para todos. Hurtado D 2021 (42).

5.1.7 Sistema de segurança social.

O sistema de segurança social é uma estrutura institucional concebida e gerida pelo Estado com o objetivo de proteger a população contra diversos riscos sociais e económicos que possam afetar o seu bem-estar e qualidade de vida. Este sistema assenta em princípios de solidariedade, equidade e justiça social, procurando garantir que todas as pessoas tenham acesso a serviços e prestações essenciais, independentemente da sua capacidade económica ou situação laboral.

O sistema de segurança social abrange geralmente diferentes áreas de proteção e está organizado em diferentes ramos, cada um deles orientado para satisfazer necessidades específicas da população. Os principais ramos do sistema de segurança social incluem:

Segurança social na saúde: garante o acesso aos serviços de saúde, aos tratamentos e aos medicamentos necessários para manter e melhorar a saúde das pessoas. Este ramo procura proteger a população contra a doença e promover a prevenção da doença e a promoção da saúde.

Pensões de segurança social: Proporciona um rendimento financeiro aos trabalhadores na reforma, assegurando-lhes a manutenção de um nível de vida adequado e digno após a sua vida ativa.

Segurança social para riscos profissionais: Protege os trabalhadores contra acidentes ou doenças relacionadas com o seu trabalho, prestando-lhes assistência económica, médica e de reabilitação para facilitar a sua recuperação e reintegração no trabalho.

Segurança social em situação de desemprego: proporciona apoio financeiro temporário às pessoas que perderam o emprego, ajudando-as a cobrir as suas necessidades básicas enquanto procuram uma nova oportunidade de emprego.

Segurança social na maternidade e na infância: Visa proteger as mulheres grávidas e as mães, bem como as crianças, através de prestações e serviços que contribuam para o seu bem-estar durante esta fase vital.

O financiamento do sistema de segurança social provém de diferentes fontes, incluindo contribuições de empregadores e trabalhadores, fundos públicos, impostos específicos e outras fontes de financiamento estabelecidas pela legislação de cada país. SDS 2023 (43).

5.1.8 Cancro

O cancro é uma doença complexa e devastadora que afecta milhões de pessoas em todo o mundo. É um grupo de doenças caracterizadas pelo crescimento descontrolado e anormal de células no corpo, resultando na formação de tumores ou massas de tecido maligno. Estas células cancerosas podem invadir os tecidos vizinhos e espalhar-se para outras partes do corpo através do sistema linfático ou da corrente sanguínea, num processo conhecido como metástase.

O cancro pode desenvolver-se em quase todas as partes do corpo e pode afetar pessoas de todas as idades. Existem numerosos tipos de cancro, classificados de acordo com o órgão ou tecido em que se originam. Alguns dos tipos mais comuns incluem o cancro do pulmão, o cancro da mama, o cancro da próstata, o cancro do cólon, o cancro da pele, o cancro do pâncreas e muitos outros.

As causas exactas do cancro são multifactoriais e, em muitos casos, não são totalmente compreendidas. No entanto, sabe-se que certos factores podem aumentar o risco de desenvolver cancro, como o tabagismo, o consumo excessivo de álcool, uma alimentação pouco saudável, a exposição a produtos químicos e a radiações, a obesidade e factores genéticos hereditários.

O diagnóstico precoce é fundamental para o sucesso do tratamento do cancro. Os sintomas do cancro podem variar muito consoante o tipo e a fase da doença, mas podem incluir perda de peso inexplicável, fadiga persistente, alterações na pele, dificuldade em engolir, hemorragias anormais e outros sintomas específicos de cada tipo de cancro.

O tratamento do cancro depende do tipo e do estádio da doença, bem como das caraterísticas individuais do doente.

O impacto emocional e psicológico do cancro nos doentes e nas suas famílias não deve ser subestimado. Um diagnóstico de cancro pode causar grande ansiedade, medo e stress emocional. É essencial prestar um apoio abrangente e compassivo aos doentes e aos seus entes queridos durante todo o processo de tratamento e recuperação. Tinoco A 2019 (44).

5.1.9 Doenças cardíacas

A doença cardíaca é um termo abrangente que engloba um grupo de doenças e perturbações que afectam o coração e o sistema circulatório. Estas doenças podem variar em termos de gravidade e sintomas, mas todas têm em comum o facto de interferirem com o bom funcionamento do coração, o órgão responsável pelo bombeamento do sangue e pela distribuição de oxigénio e nutrientes por todo o corpo.

Uma das formas mais comuns de doença cardíaca é a doença coronária, também conhecida como doença das artérias coronárias. Esta doença caracteriza-se pela acumulação de depósitos de gordura, colesterol e outras substâncias nas artérias coronárias que fornecem sangue ao coração. Com o tempo, estas acumulações formam placas que podem estreitar ou bloquear parcial ou totalmente as artérias, reduzindo o fluxo sanguíneo para o coração. Isto pode provocar angina de peito (dor no peito) ou, em caso de bloqueio completo, um ataque cardíaco ou enfarte do miocárdio.

Outra forma comum de doença cardíaca é a insuficiência cardíaca, que ocorre quando o coração não consegue bombear sangue suficiente para satisfazer as necessidades do organismo. A insuficiência cardíaca pode ser causada por uma variedade de factores, como danos no músculo cardíaco devido a um ataque cardíaco anterior, tensão arterial elevada não controlada, doença das válvulas ou doença do músculo cardíaco.

O tratamento da doença cardíaca depende do tipo e da gravidade da doença, mas pode incluir alterações do estilo de vida, como deixar de fumar, adotar uma dieta saudável e praticar exercício físico regularmente. Também podem ser utilizados medicamentos para controlar a tensão arterial, baixar o colesterol, estabilizar o ritmo cardíaco ou melhorar a função cardíaca. Em casos mais graves, podem ser necessários procedimentos médicos, como angioplastia coronária ou cirurgia de bypass coronário, para restabelecer o fluxo sanguíneo adequado para o coração.

A prevenção das doenças cardíacas é fundamental e assenta na adoção de hábitos de vida saudáveis, no controlo dos factores de risco e na deteção e tratamento precoces das doenças subjacentes. A educação sobre a importância de um estilo de vida saudável e o acesso a cuidados médicos regulares são componentes-chave na prevenção e gestão das doenças cardíacas. Ruperti J 2020 (45).

5.2.1 Acidente cardiovascular

Um acidente vascular cerebral (AVC), também conhecido como derrame cerebral, ocorre quando o fluxo sanguíneo para o cérebro é interrompido, quer por um vaso sanguíneo bloqueado quer por uma rutura. Esta interrupção do fluxo sanguíneo pode causar lesões cerebrais e ter consequências graves para a saúde e a qualidade de vida da pessoa afetada.

O acidente vascular cerebral (AVC) é "uma lesão cerebral causada por uma interrupção do fornecimento de sangue ao cérebro. Um AVC isquémico ocorre quando uma artéria que fornece sangue ao cérebro é bloqueada por um coágulo sanguíneo. Um AVC hemorrágico ocorre quando uma artéria cerebral se rompe e ocorre uma hemorragia no cérebro".

Os factores de risco do AVC incluem a tensão arterial elevada, a diabetes, a obesidade, a idade avançada, o tabagismo e o consumo excessivo de álcool. O tratamento do AVC depende do tipo e da gravidade da lesão cerebral, e pode incluir medicação, terapia ocupacional e fisioterapia. Canchos M 2019 (46).

5.2.2 Artrite

A artrite é uma doença inflamatória crónica que afecta as articulações do corpo humano. Caracteriza-se por dor, inchaço, rigidez e perda de movimento nas articulações afectadas. Existem mais de 100 tipos diferentes de artrite, sendo as formas mais comuns a osteoartrite e a artrite reumatoide.

A osteoartrite é a forma mais comum de artrite, que ocorre quando a cartilagem protetora que cobre as articulações se desgasta com o tempo, o que pode causar dor e rigidez. A artrite reumatoide, por outro lado, é uma doença autoimune em que o sistema imunitário ataca as próprias articulações, causando inflamação e dor.

Para além de afetar as articulações, a artrite pode ter outros efeitos no corpo, como fadiga, febre e perda de peso. Pode também causar danos permanentes nas articulações, o que pode limitar a capacidade de uma pessoa para realizar actividades diárias.

O diagnóstico da artrite baseia-se nos sintomas que a pessoa apresenta, bem como nos resultados de exames médicos, como análises ao sangue e radiografias. Urbina Y 2020 (47).

6. ENQUADRAMENTO TEÓRICO

De acordo com a Organização Mundial de Saúde OMS 2022 (48), as doenças crónicas são definidas como as condições que têm uma permanência prolongada no corpo humano com uma progressão geralmente lenta até à exaustão, e são o resultado de uma combinação de factores genéticos, fisiológicos, ambientais e comportamentais da população que sofre.

São múltiplas as causas e as incapacidades que estão relacionadas com a progressão de uma dependência, tal como expressa Lorca M 2021 (49), na sua investigação, o envelhecimento da população como causa externa, para além da desnutrição, do abandono das crianças, da marginalização dos grupos sociais, da pobreza extrema e das catástrofes provocadas por fenómenos naturais, conduzem a alterações na vida do próprio doente, desfigurando o efeito ou o impacto que estas situações têm também nas pessoas que cuidam dele.

Na maioria dos casos, é detectada tardiamente. Do mesmo modo, reconhece-se a importância do papel dos prestadores de cuidados informais no bem-estar e nos cuidados da pessoa dependente. Tendo em conta este problema, a concetualização da carga proposta pela investigação realizada em Bucaramanga baseia-se na definição de carga dos autores como "a experiência resultante da inter-relação entre o contexto de cuidados e as caraterísticas do paciente, os recursos de enfrentamento e os estados físicos e emocionais do cuidador informal de uma pessoa dependente" Zapata M 2019 (50).

As consequências psicológicas e físicas mais comuns para os cuidadores informais verificam-se à medida que o tempo passa e o cuidador assume um pesado fardo físico e psicológico, uma vez que assume toda a responsabilidade pela vida da pessoa afetada (medicação, visitas médicas, cuidados, higiene, alimentação, etc.), perde gradualmente a sua independência à medida que o doente ocupa cada vez mais o seu tempo e se descuida, não ocupa o tempo livre necessário para o lazer, abandona os seus passatempos, não sai com a pessoa doente, não cuida de si próprio.), perde gradualmente a independência à medida que o doente ocupa cada vez mais o seu tempo e se descuida de si próprio, não ocupa o tempo livre necessário para o lazer, abandona os seus passatempos, não sai com os amigos, etc., e acaba por paralisar o seu projeto de vida durante muitos anos. Bedoya J (51).

Com o tempo passado como prestador de cuidados a uma pessoa dependente, a disposição de vida do doente melhora consideravelmente, ao passo que a do prestador de cuidados é afetada na mesma medida; nesta ordem de ideias, o prestador de cuidados familiar é principalmente responsável por suprir as necessidades que o doente não pode satisfazer por si próprio.

Vivem o processo com elevados níveis de stress, uma elevada carga percebida que, por vezes, se estende a várias áreas da vida, com consequências graves para a sua saúde, incluindo perturbações do sono, depressão, stress, dores nas articulações, dores de cabeça, comportamentos e ideações suicidas, agressividade, abuso de substâncias, desatenção, baixa autoestima, desejo de abandonar o trabalho (e os cuidados), negação de emoções ou deslocação de afectos. E, finalmente, uma resposta imunitária mais fraca à influência das vacinas, uma questão de grande importância em plena pandemia. Falcone L 2021 (52).

Tudo isto se harmoniza com a ideia de exigência por parte do prestador de cuidados, introduzindo-o num campo que pode afetar a sua integridade a partir de outro aspeto, como o autocuidado, um conceito que está relacionado com as acções que são realizadas e que promovem a saúde; que conduzem ao bem-estar físico, mental e espiritual.

Neste ponto, é fundamental mencionar a teórica Henderson V (24) que pertence aos modelos que partem da teoria das necessidades e da saúde da vida humana como núcleo central da enfermagem.

Segundo este modelo, a pessoa é um ser completo, com componentes biológicas, psicológicas, socioculturais e espirituais que interagem entre si e tendem a desenvolver-se em todo o seu potencial. V. Henderson considera que a função primordial da enfermagem é ajudar uma pessoa, saudável ou doente, a manter ou a restabelecer a saúde (ou assisti-la nos seus últimos momentos), a fim de satisfazer as suas necessidades.

Por outras palavras, a teoria de Henderson V (24) tenta explicar que uma pessoa tem necessidades que devem ser satisfeitas para gozar de boa saúde, pelo que identifica 14 necessidades básicas, ou seja, aquelas que devem ser satisfeitas pela própria pessoa. ou se existe uma deficiência física ou mental, etc. Devem ser atendidas por um tutor que, neste caso, estará em contacto com o doente, não só para o ajudar a recuperar ou a manter a sua saúde, mas também para assegurar o seu conforto.

Henderson V (24) também fala sobre os quatro elementos do seu modelo teórico:

Saúde: definida pela Comissária como a capacidade de uma pessoa satisfazer as suas necessidades de uma forma totalmente independente, usufruindo assim da melhor qualidade de vida.

Ambiente: todas as condições externas que podem afetar positiva ou negativamente a saúde humana.

Humano: considera o ser humano como um todo, um ser psicossocial que deve gozar de saúde física, mental e social para ter uma vida de qualidade.

Cuidados de enfermagem: Trata-se de uma assistência temporária a uma pessoa que não tem capacidade, força ou conhecimentos para satisfazer qualquer uma das 14 necessidades básicas até que a pessoa seja capaz de as satisfazer por si própria. Os cuidados de enfermagem terão como objetivo restaurar esta independência de um ponto de vista relacionado com o projeto de investigação, o pessoal de enfermagem seria coberto por um cuidador, formal ou informal, que pode ser um membro próximo da família, este sujeito seria um cuidador de um adulto mais velho, que requer apoio para satisfazer as suas necessidades fisiológicas se necessário para obter a melhor qualidade possível para o adulto mais velho ou para ajudar o indivíduo saudável ou doente a realizar actividades que contribuam para a sua saúde e bem-estar, recuperação ou para alcançar uma morte digna. Pastuña R 2020 (53).

O enfermeiro tem a capacidade de diagnosticar as necessidades individualizadas do paciente. Reafirma as 14 necessidades básicas do ser humano. Contempla 3 níveis de intervenção como: substituto, ajuda ou acompanhante.

Além disso, a questão da resiliência do cuidador e da sobrecarga do cuidador centra-se no facto de que o cuidador precisa de tempo para ter uma boa saúde, sabendo controlar bem as suas necessidades, tal como descrito por Virginia Henderson, pelo que é importante evitar a todo o custo a sobrecarga do cuidador, uma vez que esta afecta a saúde tanto do cuidador como do adulto mais velho sob os seus cuidados e, num conceito mais amplo, afecta também o seu ambiente familiar, social e de trabalho.

Tendo em conta o que precede, a teoria de Henderson V (24) tem demasiada influência no trabalho de investigação, uma vez que terá principalmente em conta actividades como

- Movimentos e posturas
- Beber e comer corretamente
- Manter a higiene corporal
- Actividades recreativas

A escala de Zarit é um instrumento onde se obtêm resultados sobre o nível de sobrecarga ou fadiga dos cuidadores de pessoas com demência ou dependência, segundo Zamora W 2021(54), é um teste auto-administrado onde são avaliadas dimensões como a capacidade de auto-cuidado, qualidade de vida, rede de apoio social e outras.

Este teste é composto por 22 itens, em que a frequência é avaliada com valores entre 1 e 5, sendo 1 nunca, 2 raramente, 3 às vezes, 4 frequentemente e 5 quase sempre. Quando esses valores são somados, a pontuação varia entre 22 e 110 pontos e, de acordo com os resultados, o nível de sobrecarga do cuidador é classificado da seguinte forma: ausência de sobrecarga, quando a pontuação é menor ou igual a 46 pontos, sobrecarga leve de 47 a 55 e sobrecarga intensa quando a pontuação é igual ou superior a 56.

7. QUADRO JURÍDICO

- Constituição Política da Colômbia. É a lei fundamental que rege o nosso país. Garante os direitos e as liberdades do povo. Regula a organização e o exercício dos poderes do Estado 2022 (55).

- República da Colômbia. Ministério da Proteção Social. Lei número 100 de 1993. O objetivo deste plano global é garantir os direitos inalienáveis do indivíduo e da comunidade, a fim de obter uma qualidade de vida de acordo com a dignidade humana, através da proteção das contingências que a afectam (56).

- Congresso da Colômbia. Lei 33 de 2009. Define o cuidador familiar como "o cuidador familiar é a pessoa que, sendo cônjuge ou parceiro permanente da pessoa dependente ou tendo um parentesco até ao quinto grau de consanguinidade, terceiro grau de afinidade ou primeiro grau de parentesco civil com a pessoa dependente, prova que presta assistência" (57).

- Congresso da Colômbia. Lei 266 de 1996. O seu objetivo é prestar cuidados de saúde abrangentes ao indivíduo, à família, à comunidade e ao seu ambiente; ajudar a desenvolver ao máximo o potencial individual e coletivo, manter práticas de vida saudáveis que salvaguardem um estado de saúde ótimo em todas as fases da vida (58).

- O Congresso da Colômbia. Lei 1090 de 2006, artigo 2 numeral 9 que se refere à investigação com seres humanos e ao respeito pela dignidade e bem-estar das pessoas que participam com pleno conhecimento da investigação. De igual modo, foi tido em conta o disposto no artigo 50.º, que estabelece que a investigação realizada por profissionais de psicologia deve basear-se nos princípios éticos do respeito e da dignidade, e salvaguardar o bem-estar e os direitos dos participantes (59).

- O Congresso da Colômbia. A Lei n.º 1751 de 2015, que regula o direito fundamental à saúde, prevê no artigo 5.º que o Estado é responsável por respeitar, proteger e garantir o gozo efetivo deste direito, como um dos elementos essenciais do Estado Social de Direito, e no artigo 10.º refere que são deveres dos indivíduos "promover o seu autocuidado, o da sua família e da sua comunidade" e "agir solidariamente em situações que ponham em perigo a vida e a saúde das pessoas" (60).

- O Congresso da Colômbia. A Lei 9 de 1979, no seu Título VII, sublinha que cabe ao Estado, enquanto regulador em matéria de saúde, emitir as disposições necessárias para garantir uma situação adequada de higiene e segurança em todas as actividades e, no seu artigo 598.º, estabelece que "toda a pessoa deve zelar pela melhoria, conservação e recuperação da sua saúde pessoal e da saúde dos membros do seu agregado familiar, evitando acções e omissões prejudiciais e cumprindo as instruções técnicas e normas obrigatórias emanadas das autoridades competentes" (61).

- Congresso da Colômbia. Resolução do Ministério da Saúde e da Proteção Social n.º 005928 de 2016, através da qual se estabelecem os requisitos para o reconhecimento e pagamento do serviço de cuidador ordenado por decisão tutelar às entidades reembolsadoras, como serviço excecional financiado pelos recursos do Sistema Geral de Segurança Social na Saúde do Ministro da Saúde e da Proteção Social (62).

- Congresso da República da Colômbia. A Lei 911, no Capítulo I, Artigo 4, estabelece os princípios da prática de enfermagem, nomeadamente: integralidade, individualidade, dialogicidade, qualidade, continuidade, e afirma que o processo de cuidados é dirigido à pessoa, família e comunidade, o que mostra claramente que a enfermagem tem um papel nos cuidados comunitários (63).

8. CONCEPÇÃO METODOLÓGICA

8.1 Tipo de estudo.

Para o desenvolvimento deste trabalho foi utilizado um estudo descritivo quantitativo analítico de corte transversal. O objetivo deste estudo foi determinar a sobrecarga do cuidador principal de pacientes com doenças crônicas. Para tanto, serão coletadas informações nos meses de maio e agosto de 2023, na instituição supracitada.

8.2 População.

A população foi constituída por 120 cuidadores de pacientes pertencentes ao prestador de cuidados de saúde complementares em Montería Córdoba 20232.

8.3 Critérios de inclusão .

- Cuidador informal de doentes crónicos
- Pessoa maior de idade (18 anos)
- Cuidadores que prestam cuidados não remunerados
- Prestadores de cuidados que cuidam de doentes crónicos há mais de três meses.

8.4 Critérios de exclusão .

- Cuidador com problemas cognitivo-comportamentais
- Pessoa que não deseja participar no estudo.

8.5 Instrumentos de recolha de dados.

Na presente investigação foram utilizados dois instrumentos: um inquérito sociodemográfico e o inquérito de teste da escala de carga de Zarit. Zamora W 2021(54).

8.5.1 Inquérito sobre as caraterísticas sociodemográficas (Anexo 1).

O questionário sociodemográfico foi elaborado pelo grupo de pesquisa e é composto por oito itens ou questões com informações sobre sexo, origem, escolaridade, estado civil, ocupação, estrato, relação com o cuidador e número de horas dedicadas ao cuidado.

8.5.2 Ensaio da balança de carga Zarit (Anexo 2).

O instrumento Zarit Caregiver Burden Test. Utilizou-se a versão espanhola de Montorio et al. É composto por 22 itens que medem a sobrecarga percebida pelo cuidador através de uma escala de Likert de 4 pontos, que varia entre 0 (nunca), 1 (Raramente), 2 (Às vezes), 3 (Bastante frequentemente), 4 (Quase sempre). O inquirido deve indicar a questão com a qual se sente identificado de acordo com as afirmações acima referidas. Somando as 22 perguntas, obtém-se um único índice de sobrecarga com uma pontuação que varia entre 0 e 88 pontos.

Uma pontuação inferior a 47 pontos indica que não existe sobrecarga, uma pontuação entre 47 e 55 pontos indica uma sobrecarga ligeira e uma pontuação superior a 55 pontos indica uma sobrecarga grave; isto significa que, se o cuidador informal tiver uma pontuação superior a 47 pontos, existe uma necessidade urgente de modificar a forma de cuidar do familiar e o cuidador necessita de ajuda o mais rapidamente possível, e se obtiver uma pontuação superior a 55 pontos, existe um risco elevado de doenças como a depressão e a ansiedade.

O instrumento foi avaliado quanto à consistência interna com um alfa de Cronbach superior ou igual a 0,9, validade e fiabilidade de 0,81 a 0,91 com um intervalo de confiança de 65%.

8.6 Recolha e análise estatística:

Após a obtenção da autorização, foram explicados os objectivos do estudo a cada um dos potenciais participantes no presente estudo e, após a sua compreensão, procedeu-se à assinatura do termo de consentimento informado. Após o preenchimento do formulário de consentimento, procedeu-se ao preenchimento dos dois instrumentos que compõem o presente estudo. A informação foi recolhida pela equipa de investigação e pelo professor investigador. Após a aplicação dos instrumentos à amostra em estudo, foi criada uma base de dados em Excel 2013, onde foram incluídos os dados obtidos. Para a análise da informação, foi utilizado o pacote estatístico SPSS versão 22, sob licença da IBM, que permitiu a análise de estatísticas descritivas em frequências e percentagens.

9. VARIÁVEIS

Quadro 1. Operacionalização das variáveis.

VARIÁVEL (DEFINIÇÃO)	DIMENSÕES	I1NDICADOR	ITEM	TIPO DE VARIÁVEL
FACTORES SÓCIO-DEMOGRÁFICOS DO PRESTADOR DE CUIDADOS: Sublinha a diversidade de aspectos que permitem a uma pessoa interagir com outras pessoas, para as quais é essencial a existência de outras pessoas com consciência de si, linguagem e intenção de comunicar. É uma componente essencial da vida e do	FACTORES SOCIAIS DO PRESTADOR DE CUIDADOS	ESTRATÉGIA	Estrato 1	QUANTITATIVO
			Estrato 2	
			Estrato 3	
			Estrato 4	
		OCUPAÇÃO	Início	QUALITATIVO
			Empregado	
			Trabalho independente	
			Estudante	
			Outros	
		ESCOLA	Primário Incompleto	QUALITATIVO ORDINAL
			Ensino primário concluído	

			Bacharelato incompleto	
			Bacharelato concluído	
			Técnico	
			Universidade completa	
			universidade incompleta	
	DADOS DEMOGRÁFICOS DOS PRESTADORES DE CUIDADOS	SEXO	Feminino	QUALITATIVA DICOTÓMICA
			Masculino	
		ESTADO CIVIL	Individual	QUALITATIVO
			Casado	
			Viúvo	
			União livre	
CONDIÇÕES DE CUIDADO: Referem-se ao	CARACTERIZAÇÃO DAS CONDIÇÕES DE	NÚMERO DE HORAS EM QUE ESTEVE	DE 1 A 6 HORAS	QUANTITATIVO DISCRETO

(continuação da célula superior esquerda) desenvolvimento humano, uma vez que é impossível ser humano sozinho.

contexto material em que se efectuam os cuidados à pessoa doente.	PRESTAÇÃO DE CUIDADOS.	SOB CUIDADOS EM CUIDADOS	DE 6 A 12 HORAS	
			12 A 18 HORAS	
			18 A 24 HORAS	
		RELAÇÃO COM A PESSOA CUIDADA:	ESPOSA (A)	QUALITATIVO
			MÃE	
			PAI	
			FILHO	
			AVÔ	
			AMIGO (A)	
SOBRECARGA (Zarit) O sofrimento emocional, físico, social e económico resultante da prestação de cuidados a um amigo ou familiar com	GRAUS DE SOBRECARGA Estado resultante da ação de cuidar de uma pessoa dependente.	AUSÊNCIA DE SOBRECARGA	(≤46)	QUANTITATIVO
		SOBRECARGA DE LUZ	(47-55)	QUANTITATIVO
		SOBRECARGA PESADA	(≥56)	QUANTITATIVO

uma doença crónica ou deficiência.				

10. CONSIDERAÇÕES ÉTICAS

O presente estudo estabeleceu as suas diretrizes éticas de acordo com a resolução 008430 de 4 de outubro de 1993. De acordo com esta resolução, como se trata de um estudo que envolve seres humanos, prevaleceu o respeito pela sua dignidade e a proteção dos seus direitos e bem-estar (64). Além disso, será tida em conta a declaração de Helsínquia (65). A execução deste projeto terá início após a aprovação do comité de investigação da faculdade de enfermagem da Universidad del Sinú Elías Bechara Zainúm.

Estas são enquadradas em termos de consideração e respeito pelos indivíduos, consentimento para participar no estudo, evitar colocar os informadores-chave em risco, proteção garantida dos dados, responsabilidade e transparência da equipa de investigação.

Além disso, foram tidos em conta os requisitos éticos para a investigação em seres humanos, tal como definidos por Emanuel E (66):

Valor: Esta investigação contribui para o empoderamento da profissão de enfermagem, na medida em que permitirá identificar os significados imaginários da profissão e as áreas susceptíveis de intervenção, podendo ainda constituir um referencial metodológico para o cumprimento das estratégias globais de liderança da profissão.

Validade científica: O presente estudo é original, exigindo uma exposição mínima dos participantes. Tem um desenho metodológico e um processo de análise de dados válidos.

Relação risco-benefício favorável: Foi respeitada a integridade física e emocional dos informadores-chave; foi garantida a proteção dos dados, a privacidade e a confidencialidade das informações obtidas nas entrevistas aos participantes. Para o efeito, não foram utilizados nomes próprios, tendo sido concebido um sistema de numeração para as entrevistas, categorias e hipóteses obtidas.

Avaliação independente: O estudo apresentou responsabilidade social, a avaliação independente foi realizada pelo comité de avaliação da Faculdade de Enfermagem da Universidad del Sinú Elías Bechara Zainúm e pelo prestador de cuidados de saúde primários.

Consentimento informado: Foi redigido um formulário de consentimento informado, informando sobre os objectivos do estudo, os possíveis riscos a que estão expostos e os benefícios da investigação, com os elementos necessários para tomar uma decisão voluntária e sem coação de participar. Foi também explicado que o estudo era realizado apenas para fins académicos.

Os autores declaram não ter conflitos de interesse relativamente ao desenvolvimento, implementação, autoria e subsequente publicação deste projeto.

11. RESULTADOS

11.1 Caraterísticas sócio-demográficas

Participaram 120 cuidadores informais, dos quais o sexo predominante foi o feminino com 77% (92) seguido do masculino com 23% (28), em termos de procedência a zona urbana com 69% (83) seguida da rural com 31% (37), sua escolaridade foi predominantemente o ensino médio com 48,2% (58) seguido do técnico ou mais com 32,5% (39) e por último o fundamental com 19,1% (23), seu estado civil foi predominantemente solteiro com 36,6% (44), seguido do casado com 31,8% (37) bem como união livre com 26,6% (32) e por último separado/viúvo com 26,6% (32).1 (23), o estado civil predominou solteiro com 36,6% (44), seguido de casado com 31,8% (37) bem como união livre com 26,6% (32) e por último separado/viúvo e outros 5,7% (7), em termos de ocupação, predominou dona de casa com 42,5% (51) seguido de trabalhador independente com 27,5% (33) e também empregado com 22,5% (27) e por último, autônomo com 27,5% (33) e empregado com 22,5% (27).5% (27) e por último estudante com 7,5% (9), o nível 1 predomina com 80% (96), seguido do nível 2 com 19,1% (23) e por último o nível 3 com 0,8% (1), no que diz respeito à relação entre o cuidador informal e o doente, observou-se que a relação entre filho predomina com 58,3% (70), seguido de esposa com 15% (18) e mãe ou pai com 11.6% (14) e avô ou avó com 8,3% (10), no que diz respeito ao número de horas que o cuidador informal dedica ao cuidado do seu familiar, predominou o número de horas de 6 a 12 horas com 52,5% (63), seguido de 12 a 18 horas com 25,8% (31) assim como de 1 a 6 horas com 13,3% (16) e por fim o número de horas de 18 a 24 horas com 8,3% (10). (Tabela 1)

11.2 Grau de sobrecarga a nível global

A sobrecarga global da população de cuidadores informais, de acordo com a escala de Zarit, indica que 66% (79) dos cuidadores não têm sobrecarga, seguidos de 19% (23) com sobrecarga ligeira e 15% (18) com sobrecarga pesada; com base nestes resultados, Zarit identifica que a população com sobrecarga ligeira precisa de modificar urgentemente a sua forma de cuidar da pessoa idosa e necessita de ajuda o mais rapidamente possível; do mesmo modo, a população com sobrecarga pesada tem um risco elevado de adoecer com depressão ou ansiedade (Quadro 2).

11.3 Dependência funcional relacionada com o número de horas dedicadas aos cuidados do doente crónico.

A dependência funcional do doente crónico foi calculada pelo número de horas dedicadas aos cuidados; observou-se que o maior número de horas dedicadas entre 6 e 18 horas por dia aos cuidados do doente crónico, com isto determinou-se que a dependência funcional do doente é de 78% (94), seguido de 1 a 6 horas com uma dependência funcional de 13% (16), e de 18 a 24 horas observou-se uma dependência funcional de 8% (10). (Tabela 1).

11.4 Relação entre género e sobrecarga

Em relação à sobrecarga com o sexo, observou-se que o sexo feminino apresentou sobrecarga leve e intensa 27,5% (33) em comparação com o sexo masculino com sobrecarga leve e intensa 6,6% (8). (Tabela 3)

11.5 Relação entre proveniência (urbana/rural) e sobrecarga

A relação entre sobrecarga e origem (urbana/rural) mostrou que a origem com maior sobrecarga leve e intensa foi a zona urbana (20,8% (25) em comparação com a zona rural com 13,3% (16). (Tabela 4)

11.6 Relação da escolaridade com a sobrecarga

Em relação à sobrecarga com a escolaridade, observou-se que o maior nível de sobrecarga foi no nível de bacharelado, 16,6% (20), seguido do técnico ou mais, 9,1% (11). E o ensino fundamental incompleto 8,3% (10). (Tabela 5).

11.7 Relação entre o estado civil e a sobrecarga

A relação entre sobrecarga e estado civil foi observada da seguinte forma: solteiros, com maior sobrecarga leve e intensa 11,6% (14), seguido de união livre 8,3% (10). (Tabela 6)

11.8 Relação entre ocupação e sobrecarga.

A relação entre sobrecarga e ocupação mostrou que as donas de casa apresentaram maior sobrecarga leve e intensa 19,1% (23), seguidas dos trabalhadores autônomos 8,3% (10). E empregado 5% (6). Tabela (7)

11.9 Relação entre estrato e sobrecarga

Em relação à sobrecarga com o estrato, observou-se que o estrato 1 apresenta uma maior sobrecarga leve e intensa 27,5% (33), e o nível 2 com 5,8% (7). Tabela (8)

11.2.1 Relação com a pessoa cuidada e sobrecarga

Em relação à sobrecarga com a pessoa cuidada, observou-se que o filho apresentou a maior sobrecarga leve e intensa 20,8% (25), e o cônjuge 5,8% (7). Tabela (9)

11.2.2 Relação entre o número de horas dedicadas à prestação de cuidados e a Sobrecarga

Na relação entre a sobrecarga e o número de horas dedicadas ao atendimento, observou-se que de 6 a 12 horas apresentaram maior sobrecarga leve e intensa 18,3% (22), e de 12 a 18 horas 14,1% (17). (Tabela 10)

12. DISCUSSÃO

A sobrecarga dos cuidadores informais de doentes com doenças crónicas é um fenómeno que tem merecido uma atenção crescente no domínio da saúde e do bem-estar. As doenças crónicas, caracterizadas pela sua longa duração e pela necessidade de cuidados contínuos, têm impacto não só na vida dos doentes, mas também na dos seus cuidadores informais. À medida que o envelhecimento da população e a prevalência de doenças crónicas aumentam, é crucial compreender os desafios físicos, emocionais e sociais enfrentados por estes cuidadores (8). Neste contexto, a presente investigação constatou globalmente que a sobrecarga apresentada pelos cuidadores informais é de 66%, Isto é semelhante ao que foi encontrado por Flores R 2020 (67), onde ele mostra que a nível global no seu estudo, 99% da sua população de estudo apresentou ausência de sobrecarga e 1% apresentou sobrecarga leve. Ao contrário do que foi encontrado no estudo de Rivas G 2022 (68), onde 100% da população estudada apresentou sobrecarga leve; da mesma forma, Amador C 2020 (69) relata que, a nível global, 74% da população estudada apresentou sobrecarga leve.

Do mesmo modo, a escala de Zarit qualifica os doentes que apresentam uma sobrecarga ligeira, com pontuações superiores a 47 pontos, como necessitando urgentemente de modificar a forma como cuidam do idoso e de ajuda. Além disso, os doentes com sobrecarga grave correm um risco elevado de sofrer de doenças depressivas e ansiedade (54).

No que diz respeito à dependência funcional do doente crónico, estabeleceu-se uma relação através do número de horas que o cuidador informal dedica aos seus cuidados integrais, observando-se que os doentes com maior dependência funcional são os que requerem cuidados entre 6 a 18 horas, estabelecendo uma dependência funcional de 79%, seguida de uma dependência funcional de 13% que requerem 1 a 6 horas de cuidados, da mesma forma 8% de dependência funcional requerem cuidados de 18 a 24 horas de cuidados; diferente do encontrado no estudo de Vega D onde refere que a dependência funcional dos doentes com doenças crónicas é de 52,6% (70).6% (70) Semelhante ao estudo de Vega M, onde ele encontrou que 45,7% da sua população de estudo tinha dependência funcional moderada (71).

Embora o envelhecimento das populações humanas seja um fenómeno universal, as alterações demográficas estão a ocorrer a um ritmo mais rápido do que noutros países, devido ao extraordinário declínio da fertilidade e ao aumento da esperança de vida. Estas transformações são acompanhadas pela existência de pessoas que necessitam de cuidados devido à dependência resultante da presença de uma doença incapacitante, como as doenças crónicas (12,28,35).

Neste contexto, o prestador de cuidados informal é, em primeiro lugar, aquele que ajuda a satisfazer as necessidades que o seu familiar não pode satisfazer por si próprio. Vivem o processo com elevados níveis de stress, uma elevada carga percebida que, por vezes, se estende a várias áreas da vida com graves consequências para a sua saúde (24,46).

No que diz respeito às caraterísticas sócio-demográficas da população inquirida, observou-se que o género predominante é o feminino com 76,6%, caso semelhante aos achados de Zepeda P (72), em que 74,4% são do sexo feminino, bem como na investigação de Flores R (63), em que 68,8% são do sexo feminino.

De acordo com a escolaridade dos inquiridos, 40,8% dos inquiridos tinham o ensino secundário básico (bacharelato), o que é diferente do estudo de Carrion D (73) onde 56% da população tem ensino superior, outro estudo diferente foi a pesquisa de Tomala J onde predominou o ensino primário com 83% (74), um estudo semelhante foi o de Guaman P onde predominou o ensino secundário básico com 25,9% (75).

Relativamente ao estado civil dos inquiridos, a população solteira predominou 36,6%, um estudo semelhante foi o de Villalobos G, Pichardo M com 33,3% (76), diferente do estudo realizado por Rivas G, Tapahuasco K com 48,3% (64). Outro estudo diferente foi o de Agudelo M, Ayala M, Moreno M, Salón C, com 50% (77).

Em relação à ocupação dos inquiridos, o lar foi predominante com 42,5%, diferente do estudo de Hernández A onde 50% da população é pensionista (78), diferente do estudo realizado por Flores R com 45,16% (63), outro estudo diferente foi o de Navarrete A, onde predominaram os estudantes com 25% (79).

De acordo com a relação com a pessoa cuidada, a relação predominante foi Filho com 58%, ao contrário do estudo realizado por Hernández A, onde a relação predominante foi Cônjuge com 50% (74), e outro estudo diferente de Guaman P, onde a relação mais relevante foi Outro com 32,9% (80).

De acordo com o número de horas dedicadas ao cuidado do paciente, foi de 6 a 12 horas com 52,5%, semelhante ao estudo de Romero E com 52,7% (81), diferente do estudo encontrado por Tomala J, menos de 8 horas com 45% (82), outro estudo diferente foi o de Zepeda A, onde predominou 24 horas com 72,97% (83).

Por último, um dos pontos fortes deste estudo é o facto de ser pioneiro no departamento de Córdoba na medição do nível de dependência funcional dos doentes crónicos com os seus cuidadores, bem como na associação estatística entre as caraterísticas sociodemográficas e os níveis de sobrecarga segundo o teste de Zarit.

A entidade onde a informação foi recolhida ou onde o instrumento foi aplicado não permitiu que o investigador se aproximasse dos cuidadores porque estes estavam a acompanhar os seus familiares a uma consulta médica.

14. CONCLUSÕES

A sobrecarga do cuidador informal no prestador de cuidados de saúde primários, a nível global, apresentou uma ausência de sobrecarga, devido às actividades complementares intra e/ou extra-institucionais que o prestador de cuidados de saúde primários realiza na comunidade, sendo de salientar que uma pequena percentagem da população descrita nos resultados apresentou uma sobrecarga ligeira que merece uma modificação urgente da sua forma de cuidar e necessita de ajuda; do mesmo modo, outra pequena percentagem apresentou uma sobrecarga intensa, estando em risco elevado de sofrer de doenças como a depressão ou a ansiedade.

A dependência funcional do doente crónico em relação ao seu cuidador foi estabelecida pelo número de horas despendidas pelo cuidador informal nos seus cuidados, com um rácio de dependência funcional de 79%.

Os resultados permitiram atingir os objectivos do estudo e identificaram uma correlação positiva entre as competências de prestação de cuidados e a sobrecarga do prestador de cuidados informal, que pode ser interpretada como "quanto maiores as competências de prestação de cuidados, menor o nível de sobrecarga". Estes resultados mostram que os cuidadores informais e os prestadores de cuidados de saúde primários têm várias competências e aptidões para exercerem de forma optimizada os seus papéis de cuidadores e prestadores de cuidados de saúde e, por conseguinte, têm a capacidade de lidar com situações de sobrecarga.

Por conseguinte, os resultados deste estudo fornecem conhecimentos que permitem gerar estratégias de educação em enfermagem para aumentar as competências de prestação de cuidados e, assim, diminuir a sobrecarga do prestador de cuidados e o risco de desenvolver doenças como a depressão ou a ansiedade e prevenir complicações nos prestadores de cuidados.

15. RECOMENDAÇÕES

Para a prática: Criar grupos de autoajuda de prestadores de cuidados informais para partilhar experiências, pensamentos e sentimentos, para ultrapassar medos, para ultrapassar dúvidas e para encontrar e prestar apoio.

Para a enfermagem: Promover e incentivar a formação dos prestadores de cuidados sobre os cuidados que o doente deve receber em função da sua patologia e sensibilizar os familiares para a qualidade dos cuidados que o doente deve receber.

Criar um plano de visitas ao domicílio para os cuidadores de idosos dependentes, a fim de monitorizar o estado de saúde do cuidador.

Instituição de saúde: Organizar um percurso de cuidados de fácil acesso para o prestador de cuidados, orientado para a entrega dos medicamentos ou fornecimentos necessários ao idoso dependente.

Distribuir as responsabilidades de cuidados entre os membros da família, a fim de reduzir ou evitar a ocorrência de sobrecarga.

Promover, tanto quanto possível, a independência e a autonomia do idoso dependente.

Para a investigação: Em estudos futuros, poderá ser medida a sobrecarga subjectiva e objetiva do cuidador informal, obtendo-se assim uma análise mais abrangente do fenómeno em estudo.

16. BIBLIOGRAFIA

1. Organização Mundial de Saúde 2021; envelhecimento e saúde. (Acedido em 23 de março de 2023). Disponível em: https://www.who.int/es/news-room/fact-sheets/detail/ageing-and-health

2. Pardo Y, Chaparro L, Carreño S. Plano de negócios para intervenções de enfermagem: programa "cuidar de quem cuida". Cuidarte Rev. 2022; (Acedido em 23 de março de 2023). Disponível em: http://dx.doi.org/10.15649/cuidarte.1994

3. Guato P, Mendoza S. Autocuidado de cuidadores informais de idosos em alguns países da América Latina: uma revisão descritiva. Art. 2022. (Acedido em 23 de março de 2023). Disponible en: http://www.scielo.edu.uy/pdf/ech/v11n2/2393-6606-ech-11-02-e2917.pdf

4. Fernández B, Herrera S. Efeitos na saúde de idosos dependentes que são cuidados por familiares. Rev 2020. (Acessado em 23 de março de 2023). Disponible en: https://www.scielo.cl/pdf/rmc/v148n1/0717-6163-rmc-148-01-0030.pdf

5. Cárdenas D. Síndrome de sobrecarga e qualidade de vida do cuidador de pacientes com deficiência no primeiro nível de cuidados. Dissertação de Mestrado. Universidad Técnica de Ambato/Facultad de Ciencias de la Salud/Centro de Posgrados 2022. (Acedido em 24 de março de 2023). Disponível em: https://repositorio.uta.edu.ec/bitstream/123456789/34900/1/%c3%a1rde nas_paredes_diana_ver%c3%b3nica.pdf

6. Abdellatif O, Abderrahmane A, Fatiha C. Avaliação do fardo colocado sobre os cuidadores de pacientes com demência usando a escala ZARIT-MOR em Marrocos 2022. (Acedido em 26 de março de 2023). Disponível em:

https://ibdigital.uib.es/greenstone/sites/localsite/collect/medicinaBalear/index/assoc/AJHS_Med/icina_Ba/lear_202/3v38n2p0/31.dir/AJHS_Med icina_Balear_2023v38n2p031.pdf

7. Martinez S. Síndrome da sobrecarga do cuidador informal 2020. (Acedido em 26 de março de 2023). Available at: https://scielo.isciii.es/pdf/ene/v14n1/1988-348X-ene-14-1-e14118.pdf

8. Murillo D, Fernández E, Velasco E. Cuidados com pacientes crônicos e gerenciamento de casos em enfermagem 2019. (Acedido em 29 de março de 2023). Disponível em: https://www.editdiazdesantos.com/wwwdat/pdf/9788490522196.pdf

9. Celeiro T, Galizzi. M. Qualidade de vida em idosos institucionalizados e não institucionalizados com idade entre 70-85 anos na cidade de Nogoyá. 2019. (Acessado em 29 de março de 2023). Disponível em: https://repositorio.uca.edu.ar/bitstream/123456789/9721/1/calidad-vida-adultos-mayores-70.pdf

10. Ulloa O, Martínez L, Hernández K, Fernández L. Síndrome de imobilidade em idosos na Policlínica Bernardo Posse no município de San Miguel del Padrón 2019. (Acessado em 29 de março de 2023).

Disponible en: http://scielo.sld.cu/pdf/gme/v21n3/1608-8921-gme-21-03-30.pdf

11. Menéndez T, Génesis L, Caicedo L. "O estresse como principal fator da síndrome do cuidador em representantes de pessoas com deficiência da fundação FADINNAF 2019. Rev. (Acesso em 29 de março de 2023). Disponível em: https://www.eumed.net/rev/caribe/2019/01/estres-sindrome-cuidador.html

12. Aguinaga S, Pérez D. Luto e luto complicado: Uma revisão da literatura científica ao longo do tempo. Rev. 2022. (Acedido em 29 de março de 2023). Disponível em: file:///C:/Users/ORHEX/AppData/Local/Microsoft/Windows/INetCache/IE/R39OOFW4/210-Texto%20del%20art%20C3%ADculo-896-2-10-20220103[1].pdf

13. González C. Personality dimensions and their relationship with psychological well-being in caregivers of people with disabilities 2022. (Acedido em 12 de junho de 2023). Disponível em: https://repositorio.uta.edu.ec/bitstream/123456789/34782/1/Gonzalez%20Catota%20Carla%20Mariela%20-%20Repositorio.pdf

14. Serra M. As doenças crónicas não transmissíveis e a pandemia de COVID-19. Arte 2020. (Acedido em 12 de junho de 2023). Disponível em: https://www.medigraphic.com/pdfs/finlay/fi-2020/fi202c.pdf

15.Noa Y, Coll J, Echemendia A. Atividade física no adulto mais velho com doenças crónicas não transmissíveis. Rev Podium 2021 . Art. (Acedido em 19 de junho de 2023). Disponible en: http://scielo.sld.cu/pdf/rpp/v16n1/1996-2452-rpp-16-01-308.pdf

16.Arias C, Muñoz M. Qualidade de vida e sobrecarga em cuidadores de crianças em idade escolar com deficiência intelectual 2019. (Acedido em 19 de junho de 2023). Disponível em: http://www.scielo.org.ar/pdf/interd/v36n1/v36n1a17.pdf

17.Hernández J, Jiménez A, Pérez I. Significado da comunicação na qualidade de vida de idosos em distanciamento social por COVID-19. Revista 2022. (Acessado em 19 de junho de 2023). Disponível em: https://www.revistadecomunicacionysalud.es/index.php/rcys/article/ view/288/356

18.De La Serna J, Moreno A, Cremaschi F. Doença de Parkinson: fases tardias 2020. Livro (Acedido em 28 de junho de 2023). Disponível em:
https://books.google.es/books?hl=en&lr=&id=w0YQEAAAAAQBA J&oi=fnd&pg=PT3&dq=+Parkinson+Disease:+%C3%BAlast+stage s&ots=vI6AYvXYgk&sig=oHBbV_DRIhhzXMMWVVVGc8GjbC FrY#v=onepage&q=Disease%20of%20parkinson%3A%20%C3%B Alast%20stages&f=false

19.Menéndez T, Génesis L, Caicedo L. "O estresse como principal fator da síndrome do cuidador em representantes de pessoas com deficiência da fundação FADINNAF 2019. Rev. (Acesso em 30 de junho de 2023). Disponível em: https://www.eumed.net/rev/caribe/2019/01/estres-sindrome-cuidador.html

20. Cárdenas C. Cuidados de saúde primários. Abordagem às famílias de pacientes com câncer de mama. Revista 2021. (Acessado em 2 de agosto de 2023). Disponível em: https://psicologiacientifica.com/atencion-primaria-familias-pacientes-con-cancer/

21. Rabelo A. Factores associados ao bem-estar psicológico dos cuidadores de pessoas com deficiência. Artigo de investigação (Psicologia), Faculdade de Ciências Humanas, Sociais e da Educação, Pereira, 2022. (Acedido em 03 de agosto de 2023). Disponível em: https://repositorio.ucp.edu.co/bitstream/10785/12061/1/DDMPSI404.pdf

22. Sas c. quais foram as principais causas de morte Colômbia 2022? 2023 (Acesso em 03 de agosto de 2023). Disponível em: https://consultorsalud.com/principales-causas-muerte-colombia-2022/

23. García Y, Arias E, Salazar A. Preditores da qualidade de vida em cuidadores de pacientes com doença crónica. Revista 2022. (Acessado em 03 de agosto de 2023). Disponível em: https://dialnet.unirioja.es/servlet/articulo?codigo=8801244

24.Cruz L. Caregiver overload and perceived social support in caregivers of older adults 2022. (Acedido em 03 de agosto de 2023). Disponível em: https://repositorio.ucv.edu.pe/bitstream/handle/20.500.12692/95004/Cruz_BLJ-SD.pdf?sequence=4&isAllowed=y

25.Henderson V. Definition of nursing and the 14 components of nursing care 2008. (Acedido em 03 de agosto de 2023). Disponível em: https://slsu-coam.blogspot.com/2008/09/definition-of-nursing-and-14-components.html?m=1

26.Doicela R, Jara P. A busca pela autonomia da enfermagem na perspetiva de Virgínia Henderson. 2020. (Acessado em 08 de agosto de 2023). Disponível em: https://revistas.uta.edu.ec/erevista/index.php/enfi/article/view/975/906

27.Elso R, Solís L. O processo de cuidados de enfermagem nas emergências extra-hospitalares. (Acedido em 08 de agosto de 2023). Disponible en: https://www.codem.es/Adjuntos/CODEM/Documentos/Informaciones/Publico/9e8140e2-cec7-4df7-8af9-8843320f05ea/8c06b7e5-ca29-40c6-ab63-f84959a87362/c618e862-974d-4faf-8093-66eae984e3da/TRABAJO_CONGRESO_GRAFICA_AJUSTADA.pdf

28. Arias E, Carreño S, Chaparro O. A incerteza perante a doença crónica. Revisão integrativa. 2019. (Acedido em 20 de agosto de 2023). Disponível em: https://bibliotecadigital.udea.edu.co/bitstream/10495/21358/1/AriasEdier_2019_IncertidumbreEnfermedadCr%c3%b3nica.pdf

29. Sierra L, Montoya R, García M, López M, Montalvo A. Experiência do cuidador familiar com cuidados paliativos e de fim de vida. 2019. (Acedido em 12 de agosto de 2023). Disponível em: https://scielo.isciii.es/scielo.php?pid=S1132-12962019000100011&script=sci_arttext

30. Guerrero D, Carreño S, Chaparro L. Sobrecarga do cuidador familiar na Colômbia: uma revisão sistemática exploratória. Rev. 2023. (Acessado em 12 de agosto de 2023). Disponível em: https://revistacolombianadeenfermeria.unbosque.edu.co/index.php/RCE/article/view/3754/3554

31. Aguado E. Perfil do cuidador do paciente com Doença Renal Crônica: uma revisão da literatura. Enferm Nefrol 2019. (Acessado em 12 de agosto de 2023). Disponível em: https://scielo.isciii.es/pdf/enefro/v22n4/2255-3517-enefro-22-04-352.pdf

32. Esquivel N, Carreño S, Chaparro Lorena. Papel do cuidador familiar novato de adultos em situação de dependência: revisão de escopo. Revista 2021. (Acedido em 12 de agosto de 2023). Disponível em:

http://www.scielo.org.co/pdf/cuid/v12n2/2346-3414-cuid-12-2-e1368.pdf

33. Baracaldo H, Naranjo A, Medina V. Nível de dependência funcional de idosos institucionalizados em centros de assistência social em Floridablanca (Santander, Colômbia). 2019 (Acessado em 15 de maio de 2023). Disponible en: https://scielo.isciii.es/scielo.php?script=sci_arttext&pid=s1134-928x20190004001063#:~:text=seg%c3%ban%20la%20organizaci%c3%b3n%20mundial%20de,de%20los%20m%c3%a1rgenes%20normales%e2%80%9d2.

34. Salinas A, Manrique B, Montañez C. Efeito da sobrecarga do cuidador na associação entre incapacidade e qualidade de vida em idosos. 2022. (Acessado em 16 de maio de 2023). Disponível em: https://www.medigraphic.com/pdfs/salpubmex/sal-2022/sal225h.pdf

35. Zuluaga M, Galeano M, Giraldo C, Vélez V, Sánchez S, et al. Significados do cuidado construídos por cuidadores de idosos. Rev. 2021. (Acessado em 16 de maio de 2023). Disponível em: https://revistas.ufps.edu.co/index.php/cienciaycuidado/article/view/2741/2954

36. Rivera M, Guerrero V. Qualidade de vida em cuidadores de pacientes com lesão medular. Uma revisão documental. 2021. (Acessado em 16 de maio de 2023). Disponível em: http://repositorio.uan.edu.co/bitstream/123456789/2158/1/2020MarianaAlexandraRiveraFranco.pdf

37. Martínez L, Llantá M. Caregiver burden in primary informal caregivers of patients with head and neck cancer. Rev. 2019. (Acedido em 18 de maio de 2023). Available at: http://scielo.sld.cu/pdf/rhcm/v18n1/1729-519X-rhcm-18-01-126.pdf

38. Mora B. Fardo, depressão e facilidade em cuidadores informais colombianos de pacientes com esquizofrenia e pacientes com demência. 2020. (Acessado em 16 de maio de 2023). Disponível em: https://www.researchgate.net/profile/Belvy-Mora-Castaneda/publication/357057458_carga_depresion_y_familismo_en_cuidadores_informales_colombianos_de_pacientes_con_esquizofrenia_y_pacientes_con_demencia_1/links/61ba0d08fd2cbd7200a17c08/carga-depresion-y-familismo-en-cuidadores-informalescolombianos-de-pacientes-con-esquizofrenia-y-pacientes-con-demencia-1.pdf

39. Soriano I, Castrejón R, Ávila L, León M, Toledano L, et al. León M, Toledano L, et al. Sobrecarga do cuidador primário em pacientes com cancro terminal. 2022. (Acessado em 19 de maio de 2023). Disponível em: https://www.medigraphic.com/pdfs/atefam/af-2022/af222c.pdf

40. Navarro M, Medina P, Hernández R, Correa S, Peralta S, Rubí M. Grau de Sobrecarga e Caracterização dos Cuidadores de Adultos Idosos com Diabetes Mellitus tipo 2. 2019 (Acedido em 20 de maio de 2023). Disponível em: https://revistas.um.es/eglobal/article/view/361401/271401

41. García A. Cuidar de pessoas idosas dependentes e stress do cuidador. Tese de licenciatura. Universidade de Cantabria. Faculdade de Enfermagem 2019. (Acedido em 30 de maio de 2023). Disponível em: https://repositorio.unican.es/xmlui/bitstream/handle/10902/16476/Ga rciaPooAna.pdf?sequence=1&isAllowed=y

42. Hurtado D, Losardo R, Bianchi R. Saúde plena e integral: um conceito mais amplo de saúde. Art. 2021. (Acessado em 30 de maio de 2023). Disponível em: https://www.ama-med.org.ar/uploads_archivos/2147/Rev-1-2021_pag-18-25_Losardo.pdf

43. Secretaría Distrital de Salud - SDS Informações sobre a inscrição no regime geral de segurança social na saúde. 2023 (Acedido em 30 de maio de 2023). Disponível em: https://bogota.gov.co/servicios/guia-de-tramites-y-servicios/informacion-sobre-afiliacion-al-sistema-general-de-seguridad-social-en-salud

44. Tinoco A. Definição de cancro: uma controvérsia científica entre o paradigma ortodoxo e o paradigma crítico em oncologia. Arte 2019. (Acedido em 30 de maio de 2023). Disponível em: https://revistas.unbosque.edu.co/index.php/rcfc/article/view/2271/22 10

45. Pastora G, Ruperti J, Schwerzmannb Adultos com cardiopatia congénita durante a pandemia de COVID-19: ? população de risco. Arte 2020. (Acedido em 2 de agosto de 2023). Disponível em:

https://www.ncbi.nlm.nih.gov/pmc/articles/PMC7386304/pdf/main.p
df

46. Canchos M. Fatores relacionados ao acidente vascular cerebral em
pacientes atendidos pela emergência do Hospital Nacional arzobispo
Loayza - 2018. Tese Universidad Nacional Mayor de San Marcos
2019. (Acessado em 4 de agosto de 2023). Disponível em:
http://38.43.142.130/bitstream/handle/20.500.12672/10368/Canchos
_cm.pdf?sequence=3&isAllowed=y

47. Urbina Y, Carrera G, Quintana O, Guama L. Atividade e tratamento
da artrite reumatoide. Rev 2020. (Acessado em 6 de agosto de 2023).
Disponible en: http://scielo.sld.cu/pdf/rcur/v22n3/1817-5996-rcur-
22-03-e856.pdf

48. Organização Mundial da Saúde. Plano de ação mundial para a
prevenção e controlo das doenças não transmissíveis 2013-2020.
(Acedido em 4 de agosto de 2023). Disponível em:
https://www.asivamosensalud.org/actualidad/enfermedades-cronicas-
una-epidemia-segun-la-
oms#:~:text=Pandemia%20medicalizada&text=Cardiovasculares%2
0(for%20example%2C%20the%20infarcts%20population%C3%B3n
%20of%20all%20the%20world.

49. Lorca M, Candia C. Envelhecimento, deficiência motora e exclusão.
Rev. 2021 (Acedido em 6 de agosto de 2023). Disponível em:

http://revistascientificas.filo.uba.ar/index.php/runa/article/view/8197/9201

50. Zapata M, Montoya V, Rodríguez L, Foronda L. Experiências e formação de cuidadores informais de pacientes no município de Envigado. 2019. (Acedido em 6 de agosto de 2023). Disponible en: https://repository.ces.edu.co/bitstream/handle/10946/4856/101003059_2020.pd;jsessionid=ECB3F0B496A46AB0F78867B88449BD64?sequence=5

51. Bedoya J. Fatores de risco e proteção que afetam o bem-estar psicológico de quatro cuidadores familiares de idosos em estado de dependência funcional no município de Carepa, Antioquia 2022. (Acedido em 6 de agosto de 2023). Disponível em: https://bibliotecadigital.udea.edu.co/bitstream/10495/31018/1/BedoyaJhon_2022_CuidadorAdultoMayor.pdf

52. Falcone L. Relación entre las caraterísticas personales y el nivel de autocuidado según el grado de carga de cuidadores a cargo de cuidadores a cargo de enfermo crónico de una Institución Provincial de la Ciudad de Rosario 2021. (Acedido em 8 de agosto de 2023). Disponível em: http://biblioteca.puntoedu.edu.ar/bitstream/handle/2133/24645/PTE2280-FalconeC-2021.pdf?sequence=3&isAllowed=y

53. Pastuña R, Jara P. Pastuña R/Enfermería Investiga, Investigación, Vinculación, Docencia y Gestión-Vol. 5 No 4 2020. A busca pela

autonomia da enfermagem na perspetiva de Virginia Henderson. Rev. 2020. (Acedido em 10 de agosto de 2023). Disponível em: https://revistas.uta.edu.ec/erevista/index.php/enfi/article/view/975/90 6

54.Zamora W, Figueroa DC. Uso indiscriminado do instrumento Zarit em cuidadores de pacientes crônicos não geriátricos e não dementes. Art 2021. (Acedido em 11 de agosto de 2023). Disponível em: https://revistas.unab.edu.co/index.php/medunab/article/view/4059/34 51

55.Constituição Política da Colômbia 20 de julho de 1991 (acedido em 28 de julho de 2023). Disponível em: http://www.secretariasenado.gov.co/constitucion-politica

56.República da Colômbia. Ministério da Proteção Social. Lei número 100 de 1993 (acedido em 28 de julho de 2023). Disponível em: https://www.minsalud.gov.co/sites/rid/lists/bibliotecadigital/ride/de/d ij/ley-100-de-1993.pdf

57.Congresso da Colômbia. Lei 33 de 2009 (acedido em 28 de julho de 2023). Disponível em: https://vlex.com.co/vid/proyecto-ley-senado-451467698

58.Congresso da Colômbia. Lei 266 de 1996 (acedido em 28 de julho de 2023). Disponível em:

https://www.mineducacion.gov.co/1759/articles-
105002_archivo_pdf.pdf

59. Congresso da Colômbia. Lei 1090 de 2006 (acedido em 28 de julho
de   2023).   Disponível   em:
https://www.funcionpublica.gov.co/eva/gestornormativo/norma.php?
i=66205

60. O Congresso da Colômbia. Lei 1751 de 2015. (acedido em 28 de julho
de   2023).   Disponível   em:
https://www.minsalud.gov.co/normatividad_nuevo/ley%201751%20
de%202015.pdf

61. Congresso da Colômbia. Lei 9 de 1979 (acedido em 28 de julho de
2023).   Disponível   em:
https://www.minsalud.gov.co/normatividad_nuevo/ley%200009%20
de%201979.pdf

62. O Ministro da Saúde e da Proteção Social. Resolução 005928 de 2016
(acedido   em   28   de   julho   de   2023).   Disponível   em:
https://www.minsalud.gov.co/sites/rid/Lists/BibliotecaDigital/RIDE/
DE/DIJ/resolucion-5928-de-2016.pdf

63. Congresso da República da Colômbia. Ley 911 de 2004 código de
deontología de la profesión de enfermería. Disponível em
http://www.secretariasenado.gov.co/senado/basedoc/ley_0911_2004.
html

64. República da Colômbia. Ministério da Proteção Social. Resolução número 8430 de 1993. Por la cual se establecen las normas científicas, técnicas y administrativas para la investigación en salud. (Acedido em 26 de agosto de 2021). Disponível em: https://www.minsalud.gov.co/sites/rid/Lists/BibliotecaDigital/RIDE/DE/DIJ/RESOLUCION-8430-DE-1993.PDF

65. Declaração de Helsínquia da Associação Médica Mundial (2013), Secção Princípios Éticos para a Investigação Médica Envolvendo Sujeitos Humanos, parágrafos 17-23. Disponível em: https://www.wma.net/es/policies-post/declaracion-de-helsinki-de-la-amm-principios-eticos-para-las-investigaciones-medicas-en-seres-humanos/

66. Emanuel E. O que torna a investigação clínica ética. Sete requisitos éticos. (Acedido em 26 de abril de 2021). Disponível em: https://www.bioeticacs.org/iceb/seleccion_temas/investigacionEnsayosClinicos/Emanuel_Siete_Requisitos_Eticos.pdf

67. Flores R. Impacto da síndrome de sobrecarga do cuidador primário de pacientes geriátricos na funcionalidade familiar em pacientes da UMF 244 Ferrocarriles. Universidade Nacional Autónoma do México. 2020. (Acedido em 24 de agosto de 2023). Disponible en: https://ru.dgb.unam.mx/bitstream/20.500.14330/TES01000806762/3/0806762.pdf

68. Rivas G, Tapahuasco K. Sobrecarga do cuidador familiar de doentes crónicos atendidos no Centro de Saúde Raúl Porras Barrenechea - Carabayllo. Universidad Cesar Vallejo. 2022. (Acedido em 24 de agosto de 2023). Disponível em: Rivas MGDJ-Tapahuasco VKD - SD.pdf (ucv.edu.pe).

69. Amador C, Puello E, Valencia N. Caraterísticas psico-afectivas e carga de cuidados informais de doentes terminais com cancro em Monteria, Colômbia. Rev. Cubana de salud pública. 2020; 46 (1): 14 63. (Acedido em 24 de agosto de 2023). Disponível em: https://www.scielosp.org/pdf/rcsp/2020.v46n1/e1463/es

70. Vega D, Ruiz A, Vaillant T. Carga em cuidadores informais primários em adultos com doenças neurológicas crónicas. Rev. Cubana Salud Publica 2019; 15 (2): e1510. (Acessado em 7 de setembro de 2023). Disponível   em: https://www.scielosp.org/pdf/rcsp/2019.v45n2/e1510/es

71. Vega M. Sobrecarga del Cuidador Familiar y Grado de Dependencia Funcional del Paciente con Enfermedad Vascular Cerebral, Hospital La Caleta, Chimbote, Universidad Cesar Vallejo Perú 2021. (Acedido em 7 de setembro de 2023). Disponível em: https://repositorio.ucv.edu.pe/bitstream/handle/20.500.12692/73310/ Vega_AMR-SD.pdf?sequence=1&isAllowed=y

72. Zepete P, Muños C. Sobrecarga em cuidadores primários de idosos com dependência grave na atenção primária à saúde. 2019; 30 (1):

(Acedido em 30 de agosto de 2023). Disponível em: https://scielo.isciii.es/pdf/geroko/v30n1/1134-928X-geroko-30-01-00002.pdf

73. Carrion D. Nível de sobrecarga do cuidador principal de pacientes oncológicos no hospital universitário clínico-cirúrgico regional. Universidad nacional de callao 2019. (Acedido em 30 de agosto de 2023). Disponível em: http://repositorio.unac.edu.pe/bitstream/handle/20.500.12952/5379/ROMERO%2c%20MIUEL%2c%20FALCON%20FCS%202DA%20ESPE%202019.pdf?sequence=1&isAllowed=y

74. Tomala J. Sobrecarga del cuidador en familiares de personas adultas mayores con enfermedades crónicas no transmisibles. comuna bambil collao, 2021. Universidade Estadual da Península de Santa Elena. Trabalho de investigação. (Acedido em 31 de agosto de 2023). Disponível em: https://repositorio.upse.edu.ec/bitstream/46000/7130/1/UPSE-TEN-2022-0029.pdf

75. Guaman P. "Avaliação da sobrecarga do cuidador em pacientes com deficiência através de Zarit e Gijón, centro de saúde nº 1 Ibarra, 2018. Universidad técnica del norte. Trabalho de licenciatura (Acedido a 31 de agosto de 2023). Disponible en: http://repositorio.utn.edu.ec/bitstream/123456789/9342/2/06%20ENF%201042%20TRABAJO%20GRADO.pdf

76.Villalobos G, Pichardo M. Sobrecarga do cuidador primário de crianças com doença onco-hematológica que frequentam a associação para a luta contra o cancro infantil em 2019. (Acessado em 31 de agosto de 2023). Disponível em: https://www.kerwa.ucr.ac.cr/bitstream/handle/10669/88029/FINAL%20TFG.pdf?sequence=1&isAllowed=y

77.Agudelo M, Ayala M, Moreno M, Salon C. Nível de sobrecarga do cuidador principal de um familiar com diagnóstico de cancro. Trabalho de conclusão de curso. Universidad Cooperativa de Colombia (Acedido em 31 de agosto de 2023). Disponível em: https://repository.ucc.edu.co/server/api/core/bitstreams/6aa6527b-39ff-4b48-82b2-2da16e8c95d5/content

78.Hernández A. Programa de gestão do stress, redução da carga percebida e uso de coping ativo em cuidadores primários informais de pacientes com suspeita de demência de Alzheimer. Trabalho de conclusão de curso 2015. (Acedido em 31 de agosto de 2023). Disponível em: https://riudg.udg.mx/bitstream/20.500.12104/91198/1/MCUCS10169.pdf

79.Navarrete A, Taipe A. Sobrecarga do cuidador primário de pacientes com deficiência física 2023. Artigo. (Acedido em 31 de agosto de 2023). Disponível em: https://saludconciencia.com.ar/index.php/scc/article/view/14/11

80. Guamán P. Avaliação da sobrecarga do cuidador em pacientes com deficiência através de Zarit e Gijón, centro de saúde n°1 Ibarra, 2018. (Acessado em 31 de agosto de 2023). Disponible en:http://repositorio.utn.edu.ec/bitstream/123456789/9342/2/06%20 ENF%201042%20TRABAJO%20GRADO.pdf

81. Romero E, Bonilla M, Travezaño F. Nível de sobrecarga do cuidador principal de pacientes oncológicos no hospital regional de ensino clínico-cirúrgico "Daniel Alcides Carrión - Huancayo 2019. (Acedido em 31 de agosto de 2023). Disponível em: http://repositorio.unac.edu.pe/bitstream/handle/20.500.12952/5379/R OMERO%2c%20MIGUEL%2c%20FALCON%20FCS%202DA%2 0ESPE%202019.pdf?sequence=1&isAllowed=y

82. Tomala J. Sobrecarga de cuidadores em familiares de idosos com doenças crónicas não transmissíveis. 2021. (Acedido em 31 de agosto de 2023). Disponível em: https://repositorio.upse.edu.ec/bitstream/46000/7130/1/UPSE-TEN-2022-0029.pdf

83. Zepeda A. Sobrecarga nos cuidadores primários de idosos com dependência grave nos cuidados de saúde primários. (Acedido em 31 de agosto de 2023). Disponível em: https://scielo.isciii.es/pdf/geroko/v30n1/1134-928X-geroko-30-01-00002.pdf

Tabela 1. Caraterísticas sócio-demográficas

Variáveis	Caraterística	Frequência	Percentagem
Sexo	Feminino	92	77%
	Masculino		23%
Fonte	Rural		31%
	Urbano		69%
Escolaridade	Primário Incompleto	10	
	Primário		11%
	Bacharelato incompleto		17%
	Bacharelato concluído		32%
	Técnico ou mais		33%
Estado civil	Casado		31%
	Separados	5	4%
	Individual		37%
	União livre		27%
	Viúvo	1	

	Outro	1	
Ocupaç ão	Empregado		23%
	Estudante	9	
	Início	51	43%
	Trabalhador por conta própria		28%
Estrato	Nível 1		80%
	Nível 2	23	
	Nível 3 e superior	1	
Relação com a pessoa cuidada	Avó	10	
	Amigo	8	7%
	Cônjuge		15%
	Filho	70	58%
	Mãe/pai		12%
Número de horas passadas a cuidar do doente	1 - 6 horas		13%
	6 - 12 horas	63	53%
	12 - 18 horas	31	26%
	18 - 24 horas	10	

Fonte: Inquérito aos cuidadores informais de doentes crónicos num prestador de cuidados de saúde primários.

Quadro 2: Nível global de sobrecarga

Sobrecarga	Frequência	Percentagem
Ausência de sobrecarga	79	66%
Sobrecarga de luz	23	
Sobrecarga intensa	18	15%

Fonte: Inquérito aos cuidadores informais de doentes crónicos num prestador de cuidados de saúde primários.

Quadro 3: Relação entre género e sobrecarga

		Sobrecarga			Total
		Ausência de sobrecarga	Sobrecarga de luz	Sobrecarga intensa	
Sexo	Masculino		5		
	Feminino	59			92
Total		79	23	18	120

Fonte: Inquérito aos cuidadores informais de doentes crónicos num prestador de cuidados de saúde primários.

Tabela 4: Relação Fonte * Sobrecarga

		Sobrecarga			Total
		Ausência de sobrecarga	Sobrecarga de luz	Sobrecarga intensa	
Fonte	Rural	21			

	Urbano	58			
Total		79	23	18	120

Fonte: Inquérito aos cuidadores informais de doentes crónicos num prestador de cuidados de saúde primários.

Tabela 5: Relação Escolaridade * Sobrecarga

		Sobrecarga			Total
		Ausência	Ligeiro	Intenso	
Escolaridade	Primário	10		1	
	Ensino primário incompleto				10
	Bacharelato concluído	26		5	
	Bacharelato incompleto			5	
	Técnico ou mais				
Total		79	23	18	

Fonte: Inquérito aos cuidadores informais de doentes crónicos num prestador de cuidados de saúde primários.

Tabela 6: Relação Estado civil * Sobrecarga

		Sobrecarga			Total
		Ausência	Ligeiro	Intenso	
Estado civil	Individual	30			
	Casado		9		
	Separados		1	0	5
	Viúvo	0	1	0	1
	União livre		5	5	
	Outro	1	0	0	1
Total		79	23	18	

Fonte: Inquérito aos cuidadores informais de doentes crónicos num prestador de cuidados de saúde primários.

Tabela 7: Ocupação * Rácio de sobrecarga

		Sobrecarga			Total
		Ausência	Ligeiro	Intenso	
Ocupação	Início				51
	Empregado	21			
	Trabalhador por conta própria	23			
	Estudante			0	
Total		79	23	18	

Fonte: Inquérito aos cuidadores informais de doentes crónicos num prestador de cuidados de saúde primários.

Tabela 8: Relação estrato * sobrecarga

		Sobrecarga			Total
		Ausência	Ligeiro	Intenso	
Estrato	Nível 1	63	18		
	Nível 2				23
	Nível 3 e superior	0	1	0	1
Total		79	23	18	120

Fonte: Inquérito aos cuidadores informais de doentes crónicos num prestador de cuidados de saúde primários.

Quadro 9. Relação com a pessoa cuidada * Sobrecarga

		Sobrecarga			Total
		Ausência	Ligeiro	Intenso	
Relação com a pessoa cuidada	Cônjuge				
	Avó			0	10
	Mãe/pai	9			
	Filho	45			70
	Amigo		0	1	8
Total		79	23		

Quadro 10: Rácio Número de horas dedicadas à prestação de cuidados

*** Sobrecarga**

		Sobrecarga			Total
		Ausência	Ligeiro	Intenso	
Número de horas gastas em cuidados	1 - 6 horas		1	0	
	6-12 horas				63
	12-18 horas		10		31
	18 -24 horas	9	1	0	10
Total		79	23	18	

17. ANEXOS

ANEXO 1. INQUÉRITO SÓCIO-DEMOGRÁFICO .

Inquérito sócio-demográfico sobre as condições de assistência do principal prestador de cuidados.

Sexo	Resposta
Masculino	
Feminino	
Fonte	**Resposta**
Rural	
Urbana	
Escolaridade	**Resposta**
Primário	
Primário Incompleto	
Bacharelato concluído	
Bacharelato incompleto	
Técnico/Tecnólogo	
Universidade	
Pós-graduação outro	
ESTADO CIVIL	**Resposta**
Individual	
Casado	
Separados	
Viúvo	
união livre	
Ocupação	**Resposta**
Início	
Empregado	
Trabalhador por conta própria	
Estudante	
Estrato	
Nível 1	
Nível 2	
Nível 3 e superior	
Relação com a pessoa cuidada	**Resposta**
Cônjuge	
Avó	
Mãe/pai	

Filho	
Amigo	
Número de horas gastas em cuidados	**Resposta**
1 - 6 horas	
6 - 12 horas	
12 - 18 horas	
18 - 24 horas	

ANEXO 2. TESTE DE SOBRECARGA DO PRESTADOR DE CUIDADOS (ZARIT E ZARIT)

Escala de sobrecarga do prestador de cuidados de Zarit (entrevista com o prestador de cuidados de Burde)

Este instrumento avalia a perceção da sobrecarga do cuidador através de 22 itens, que avaliam a relação cuidador-doente, o estado de saúde, o bem-estar psicológico, as finanças e a vida social. Apresenta uma validade e fiabilidade de 0,81 a 0,91 com um intervalo de confiança de 65%, e um alfa de consistência de 0,87. Cada item é avaliado numa escala de lickert que varia de 0 a 4, de acordo com a presença ou intensidade de uma resposta afirmativa, sendo (0) nunca, (1) quase nunca, (2) às vezes, (3) muitas vezes e (4) quase sempre. A exceção é a última dimensão, em que se pergunta ao inquirido se se sente sobrecarregado enquanto prestador de cuidados e as respostas são: (0) não, (1) um pouco, (2) moderadamente, (3) muito e (4) extremamente.

Para a interpretação dos resultados, as respostas do lickert variam de 0 a 4, onde os resultados são somados numa pontuação total que varia de 0 a 88 pontos, este resultado classifica o cuidador em: "sem sobrecarga" (=46), "sobrecarga leve" (47-55) e "sobrecarga pesada" (=56).

Cada item é pontuado da seguinte forma: Pontuação de cada item (soma de todos para obter o resultado)

Frequência	Pontuação
Nunca	0
Quase nunca	1
Por vezes	

Muito frequentemente	
A maior parte do tempo	

Arti go	Pergunta a fazer	Pontuação
1	Sente que o seu familiar está a pedir mais ajuda do que aquela de que realmente necessita?	
	Sente que, devido ao tempo que passa com o seu familiar, já não tem tempo suficiente para si próprio?	
	Sente-se tenso quando tem de cuidar do seu familiar e assumir outras responsabilidades?	
	Sente-se envergonhado com o comportamento do seu familiar?	
5	Sente-se zangado quando está perto do seu familiar?	
	Considera que a situação atual afecta negativamente a sua relação com os amigos e outros membros da família?	
	Teme pelo futuro do seu familiar?	
8	Sente que o seu familiar está dependente de si?	
9	Sente-se sobrecarregado quando tem de estar com o seu familiar?	
10	Sente que a sua saúde foi afetada pelo facto de cuidar do seu familiar?	

	Sente que não tem a vida privada que gostaria de ter por causa de um membro da sua família?	
	Sente que a sua vida social foi afetada pelo facto de ter de cuidar do seu familiar?	
	Sente-se pouco à vontade para convidar amigos para sua casa por causa do seu familiar?	
	Acha que o seu familiar espera que tome conta dele ou dela, como se fosse a única pessoa com quem ele ou ela pode contar?	
	Sente que não tem dinheiro suficiente para cuidar do seu familiar, para além das suas outras despesas?	
	Sente que não vai poder cuidar do seu familiar durante muito mais tempo?	
	Sente que perdeu o controlo sobre a sua vida desde que a doença do seu familiar se manifestou?	
18	Gostaria de poder confiar os cuidados do seu familiar a terceiros?	
	Sente-se inseguro sobre o que fazer com o seu familiar?	
	Sente que devia fazer mais do que faz pelo seu familiar?	
21	Acha que poderia cuidar melhor do seu familiar do que cuida?	
	Em geral: sente-se sobrecarregado por ter de cuidar do seu familiar?	

CONSENTIMENTO INFORMADO

Yo,

____

____

Identificado com o documento de identificação Nº____De

____________________________, aceito participar **VOLUNTARIAMENTE**, na investigação denominada **"SOBRECARGA DO CUIDADOR INFORMAL EM PACIENTES COM DOENÇAS CRÓNICAS, NUM PRESTADOR PRIMÁRIO DE CUIDADOS DE SAÚDE. MONTERÍA - CÓRDOBA, 2023".**

A realizar durante o primeiro semestre do corrente ano.

Os nomes das pessoas e todas as informações fornecidas serão tratados de forma privada e com estrita confidencialidade, sendo consolidados numa base de dados como parte do trabalho de investigação e respeitando os regulamentos actuais da lei HABEAS DATA. Apenas as informações globais do inquérito serão divulgadas num relatório, no qual serão omitidos os nomes das pessoas junto das quais foram obtidas informações. Quaisquer despesas incorridas no decurso da investigação serão cobertas pelo orçamento de investimento.

Para que conste, assinei com a minha própria letra, este _________ dia do mês de _______________ de 2023.

FIRMA ____

ANEXO 4. ORÇAMENTO

ENTRADAS	QUANTIDADE	VALOR	TOTAL
CARTUCHOS DE IMPRESSORA		29.000 34.000	63.000
SUBSÍDIO DE DESLOCAÇÃO PARA O TRANSPORTE ACESSÓRIO DE E PARA O AEROPORTO		150.000 120.000 60.000	330.000
BOLIGRAFOS		1.500	4.500
RESMAS DE PAPEL DE CARTA		20.000	40.000
INTERNET		60.000 60.000 60.000	180.000
ESTATÍSTICA	1	300.000	300.000
TOTAL			917.500

ANEXO 5. CALENDÁRIO.

Calendário das actividades.

<table>
<tr><th colspan="12" align="center">CALENDÁRIO DE ACTIVIDADES</th></tr>
<tr><th>Atividade</th><th colspan="11" align="center">Meses (fevereiro - dezembro de 2023)</th></tr>
<tr><th></th><th>Fev</th><th>Mar</th><th>abril</th><th>maio</th><th>Jun</th><th>Jul</th><th>Agos</th><th>Set.</th><th>outubro</th><th>Nov</th><th>Dez</th></tr>
<tr><td>Revisão da literatura</td><td style="background:#595959"></td><td style="background:#595959"></td><td style="background:#595959"></td><td style="background:#595959"></td><td style="background:#595959"></td><td style="background:#595959"></td><td style="background:#595959"></td><td style="background:#595959"></td><td style="background:#595959"></td><td style="background:#595959"></td><td></td></tr>
<tr><td>Desenvolvimento de projectos</td><td style="background:#595959"></td><td></td><td></td><td></td><td></td><td></td><td></td><td></td><td></td><td></td><td></td></tr>
<tr><td>Envio de uma carta oficial para a realização de um projeto de investigação pelo prestador de cuidados de saúde primários.</td><td></td><td style="background:#595959"></td><td></td><td></td><td></td><td></td><td></td><td></td><td></td><td></td><td></td></tr>
<tr><td>Resumo da proposta de investigação enviado ao</td><td></td><td style="background:#595959"></td><td></td><td></td><td></td><td></td><td></td><td></td><td></td><td></td><td></td></tr>
</table>

prestador de cuidados de saúde primários		■											
Análise do projeto pelo prestador de cuidados de saúde primários			■										
Envio de questões éticas e sugestões solicitadas pelos prestadores de cuidados de saúde primários			■										
Recolha de dados junto dos prestadores de cuidados de saúde primários (aplicação de instrumentos)				■									
Tratamento da informação (base de dados e tabulação)				■	■								

Atividade	1	2	3	4	5	6	7	8	9	10	11
Análise da informação					■						
Férias universitárias						■					
Reingresso na universidade							■				
Relatório final redigido e enviado ao comité							■	■	■		
Revisão de teses									■	■	
Aprovação do relatório final pelo comité de investigação										■	
Fundamentação da tese (Ao prestador de cuidados de											■

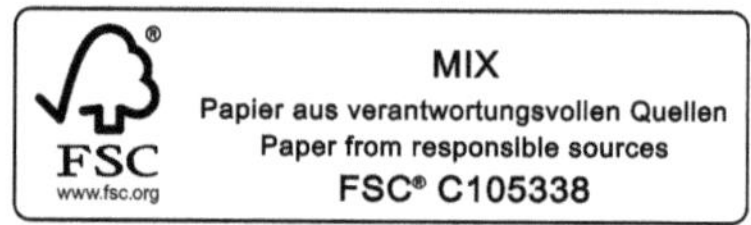

Printed by Books on Demand GmbH, Norderstedt / Germany